《金匮要略》白话解

王付 编著

河南科学技术出版社

· 郑州 ·

内容提要

本书由全国著名经方大师王付教授撰写，书中对《金匮要略》原文进行了白话解读，对条文中的部分难懂字词进行了注释。书中白话解读通俗易懂，一目了然；注释开拓思路，释疑解惑。书中白话解读、注释，相互借鉴、相互为用，有助于学习《金匮要略》理论指导临床。全书内容翔实，通俗易懂，深入浅出，便于学习，切合临床，具有化难为易、承前启后的特点，是医学院校学生及临床医生全面深入学习应用《金匮要略》理论指导临床的必备参考用书。

图书在版编目（CIP）数据

《金匮要略》白话解 / 王付编著. —郑州：河南科学技术出版社，2021.12
ISBN 978-7-5725-0423-5

Ⅰ.①金… Ⅱ.①王… Ⅲ.①《金匮要略方论》- 研究 Ⅳ.① R222.39

中国版本图书馆 CIP 数据核字（2021）第 212117 号

出版发行：河南科学技术出版社
　　　　地址：郑州市郑东新区祥盛街 27 号　　邮编：450016
　　　　电话：（0371）65788613　　65788629
　　　　网址：www.hnstp.cn
责任编辑：邓　为
责任校对：董静云
封面设计：中文天地
责任印制：朱　飞
印　　刷：河南省环发印务有限公司
经　　销：全国新华书店
开　　本：850 mm×1 168 mm　1/32　印张：12.75　字数：240 千字
版　　次：2021 年 12 月第 1 版　　2021 年 12 月第 1 次印刷
定　　价：49.00 元

如发现印、装质量问题，影响阅读，请与出版社联系并调换。

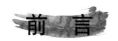

前　言

　　《伤寒杂病论》成书之后，因战乱等多种原因，经王叔和等人将完整的《伤寒杂病论》分为《伤寒论》和《金匮要略》两部分，欲提高理论研究水平和提升临床诊治能力，若仅仅学《伤寒论》则有很大的局限性和片面性，若仅仅学《金匮要略》同样有很大的局限性和片面性。即"不识庐山真面目，只缘身在此山中。"只有将《伤寒论》和《金匮要略》合为一体深入学习和研究，才能实现理论指导临床并达到"会当凌绝顶，一览众山小"的目的。

　　学《金匮要略》必学《伤寒论》，学《伤寒论》必学《金匮要略》，编写《〈伤寒论〉白话解》和《〈金匮要略〉白话解》虽各自成书，但还必须相互结合学习、研究、总结，以此才能构建完整的《伤寒杂病论》理论和临床体系。

　　非读《伤寒杂病论》，理论水平不能"欲穷千里目"；非用《伤寒杂病论》，临床水平不能"会当凌绝顶"；只有品读《伤寒杂病论》，理论水平才能"更上一层楼"；只有熟读《伤寒杂病论》，临床水平才能"一览众山小"。

　　《伤寒杂病论》文辞简略，寓意深奥，字里行间，哲理渊博，理法方药，错综立论，乃非浅闻寡见所能及。从白话解读、注释中深入学习研究《伤寒杂病论》，即可实现化难为易、化繁为简，胸有成竹，一目了然，并且能够运用《伤寒杂病论》指导临床辨治各科常见病、多发病、疑难病及疫病。

　　《金匮要略》白话解读通俗易懂，一目了然。如研究"师曰：

病人语声寂然，喜惊呼者，骨节间病；语声喑喑然不彻者，心膈间病；语声啾啾然细而长者，头中病。（第一4）"中设白话解读，老师说：病人由清静少言寡语突然出现出人意料的呼叫声，这是骨节间剧烈疼痛所引起的；病人说话声低前后语意不相接续，这是心膈间疾病所引起的；病人说话语音低微且细而长，这是头部疾病所引起的。

注释旨在开拓思路，释疑解惑，如"趺阳脉微弦，法当腹满，不满者，必便难，两胠疼痛，此虚寒从下上也，当以温药服之。（第十1）"中设注释：趺阳脉微弦：趺阳，阳明脉；微，略微；弦，弦脉。法当腹满：法，根据病情；当，应当。不满者：病证表现因人各有差异。必便难：必，可能；便，大便；难，排便不畅。两胠疼痛：胠，腋下。此虚寒从下上也：下，脾胃；上，胁及腋下。

笔者历经数十年，潜心研读《金匮要略》原文要旨，系统剖析原文精神，全面权衡原文旨意，细心钻研原文难点，始有所得。编写此书，以白话解读开道授业，以注释释疑解惑，撰写虽尽最大努力，但仍可能存在不足，恳请读者提出宝贵意见，以便今后修订与提高。

王付

2020 年 7 月

张仲景序

论曰：余每览越人入虢之诊，望齐侯之色，未尝不慨然叹其才秀也。怪当今居世之士，曾不留神医药，精究方术，上以疗君亲之疾，下以救贫贱之厄，中以保身长全，以养其生。但竞逐荣势，企踵权豪，孜孜汲汲，惟名利是务；崇饰其末，忽弃其本，华其外而悴其内。皮之不存，毛将安附焉？卒然逢邪风之气，婴非常之疾，患及祸至，而方震栗，降志屈节，钦望巫祝，告穷归天，束手受败。赍百年之寿命，持至贵之重器，委付凡医，恣其所措。咄嗟呜呼！厥身已毙，神明消灭，变为异物，幽潜重泉，徒为啼泣。痛夫！举世昏迷，莫能觉悟，不惜其命。若是轻生，彼何荣势之云哉？而进不能爱人知人，退不能爱身知己，遇灾值祸，身居厄地；蒙蒙昧昧，蠢若游魂。哀乎！趋世之士，驰竞浮华，不固根本，忘躯徇物，危若冰谷，至于是也。

余宗族素多，向余二百，建安纪年以来，犹未十稔，其死亡者，三分有二，伤寒十居其七。感往昔之沦丧，伤横夭之莫救。乃勤求古训，博采众方，撰用《素问》《九卷》《八十一难》《阴阳大论》《胎胪药录》，并平脉辨证，为《伤寒杂病论》合十六卷。虽未能尽愈诸病，庶可以见病知源。若能寻余所集，思过半矣。

夫天布五行，以运万类；人禀五常，以有五脏，经络府俞，阴阳会通，玄冥幽微，变化难极，自非才高识妙，岂能探其理致哉！上古有神农、黄帝、岐伯、伯高、雷公、少俞、少师、仲文，中世有长桑、扁鹊，汉有公乘阳庆及仓公。下此以往，未之闻也。观今之医，不念思求经旨，以演其所知，各承家技，终始顺旧。省疾问病，务在口给，相对斯须，便处汤药。按寸不及尺，握手不及足；人迎趺阳，三部不参；动数发息，不满五十。短期未知决诊，九候曾无仿佛；明堂阙庭，尽不见察，所谓窥管而已。夫欲视死别生，实为难矣。

孔子云：生而知之者上，学则亚之，多闻博识，知之次也。余宿尚方术，请事斯语。

目　录

第一章
脏腑经络先后病脉证第一

【原文】 问曰：上工治未病，何也？师曰：夫治未病者，见肝之病，知肝传脾，当先实脾，四季脾旺不受邪，即勿补之；中工不晓相传，见肝之病，不解实脾，惟治肝也。

夫肝之病，补用酸，助用焦苦，益用甘味之药调之。酸入肝，焦苦入心，甘入脾。脾能伤肾，肾气微弱，则水不行；水不行，则心火气盛；心火气盛，则伤肺，肺被伤，则金气不行；金气不行，则肝气盛。故实脾，则肝自愈；此治肝补脾之要妙也。肝虚则用此法，实则不在用之。

经曰："虚虚实实，补不足，损有余。"是其义也。余脏准此。（第一1）

【语译】 学生问：高明的医生能够防病于未然，这是为什么？老师说：在通常情况下，（要做到）预防疾病于未然，如辨治肝的疾病，必须懂得肝病常常会引起脾的症状表现，所以在治肝病时务必考虑兼顾于脾，亦即一年四季使脾气旺盛，维持气血生化有源，这可确保脾气不受邪，对此不要总是考虑选择补药来治疗；一般的医生不知道疾病之间常常会发生相互传变，辨治肝病不知道肝病最易引起脾的症状，所以确立治疗原则仅仅局限于肝。

总而言之，治疗肝的病证，用酸味药以补肝，用焦苦药以制约酸药收敛太过，更用甘味药以调理肝病。酸味药能入肝，焦苦药能入心，甘味药能入脾。脾病气血生化不足可殃及于肾，导致肾气虚弱，又肾虚不能主水，水不得所化而为水气，或水津不得所化而为阴虚；肾阴亏虚，不能上奉滋荣于心，可有心火亢盛；而心火亢盛，更因心肺同居上焦，心火阳热可波及于肺，肺气被损伤，肺伤则宣降失常；肺气肃降不及，可有肝气失制而亢盛。所以调补脾气，有利于促进肝病恢复向愈；这是治肝调脾的重要巧妙之处。肝虚可用补脾的方法，而肝实则不能采用补脾的方法。

经典理论说：虚证用补虚的方药，实证用泻实的方药，补法以治虚证，泻法以治实证。这是治病用药的基本准则，其他脏腑疾病的辨治均可参照肝病及脾的辨证原则与治疗方法。

【注释】

上工：上，高明；工，医生。即高明的医生，辨治疾病能够全面掌握疾病之间的相互影响与相互转化。

治未病：治，防；未，没有。医生在辨治已病的同时还要高度重视预测疾病可能发生的变化，如有家族性病史的人，应在未病之前给予预防，降低疾病的发生率。

上工治未病：高明的医生不是主要治疗没有病的病人，而是治疗已病的病人既有的病变与可能将要出现的病变，重在防止病变进一步发展变化。

当先实脾：先，优先考虑；实，治疗。治肝不能忽视治脾的重要性，并非先治脾后治肝，确立最佳的治法是肝脾同治。

四季脾旺不受邪：脾为后天之本，保持脾气旺盛，气血生化有源，则可预防邪气乘虚侵入。

中工：中，一般。即一般的医生。

补用酸：补，用药因肝脏生理特性而选择即为补；再则，因脏腑生理特性不同，五味用药补法各有不同，即肝为酸，酸能补肝。

水不行：水，病变证机是水气，生理特性是阴津；行，化生，即水不得阳气所化而为水气，或水津不得阳气所化而为阴虚。

金气不行：金，肺；行，降泄。肺气受伤而不能肃降。

则肝气盛：盛，太过，亢盛。肝气失肺气肃降而亢盛则为病。

故实脾：实，治疗，调理。即补益脾气，或调理脾气。

则肝自愈：治脾有利于促进肝病向愈。

肝虚则用此法：此，补也；此法，指补法。

实则不在用之：实，病变证机属于实；不在，不能；

之，指补法。

补不足：不足，虚弱。补法针对虚证。

损有余：损，泻；余，邪气。

余脏准此：余，肝脏之外的所有脏腑；准，参照，遵照；此，即虚则补，实则泻。

【原文】 夫人禀五常，因风气而生长，风气虽能生万物，亦能害万物，如水能浮舟，亦能覆舟。若五脏元真通畅，人即安和。客气邪风，中人多死。千般疢难，不越三条：一者，经络受邪，入脏腑，为内所因也；二者，四肢九窍，血脉相传，壅塞不通，为外皮肤所中也；三者，房室、金刃、虫兽所伤。以此详之，病由都尽。

若人能养慎，不令邪风干忤经络。适中经络，未流传脏腑，即医治之。四肢才觉重滞，即导引、吐纳、针灸、膏摩，勿令九窍闭塞；更能无犯王法、禽兽灾伤，房室勿令竭乏，服食节其冷、热、苦、酸、辛、甘，不遗形体有衰，病则无由入其腠理。腠者，是三焦通会元真之处，为血气所注；理者，是皮肤脏腑之文理也。（第一2）

【语译】 总之，人生存的基本条件是禀受自然五行万物，凭借自然和风之气而生长，充分利用自然和风之气以化生万物，违之则会损害化生万物，如水既能载舟航行，也能淹没舟船。如果人体五脏六腑之真气能够保持通畅和调，人即健康无病。疫毒邪风，侵犯人体则可引起危害性疾病，甚至导致死亡。权衡诸多疾病，其致病原因不过有三大方面，一是邪从经络侵袭，传入脏腑，这是脏腑失调引起疾病发生的内在原因；二是邪从四肢九窍侵入，因血脉流行而传变，壅塞阻滞经脉，这是邪气侵入皮肤所引起的疾病；三是房事不节、刀刃外伤、虫兽禽类等伤害。据此全面、深入地研究致病原因，对所有疾病的病变证机就能辨别清楚。

如果人人都能重视养生防病治病，并能避免邪气侵犯皮肤经络，即使邪气刚刚侵犯皮肤经络，尚未侵犯至脏腑，积极采取有效治疗措施，即可防止疾病发生传变。假若四肢刚有活动不便，即采用按摩、推拿、气功、针灸、膏药等方法治疗，就可避免四肢九窍、血脉壅滞闭塞。养生若能不违背自然规律、更加顺应自然规律，不遭受禽兽及自然灾害损伤，并能做到房事有节而不致精气匮乏，饮食有节，避免冷食、煿热、过苦、过酸、过辛、过甘，不给邪气侵袭遗留可乘之机，病邪则无机侵入皮肤腠理。腠者，是三焦脏腑之气融汇元气的重要通道，是气血运行所灌注滋荣之处；理者，是指皮肤脏腑之纹理。

【注释】

五常：五行之万物。

风气：自然界和畅之气，顺之则为人所用，逆之则为人所病。

五脏元真通畅：元真，元气。五脏六腑之气皆可为元气，并非局限于肾中元气。

客气邪风：客，外来；邪风，自然界异常变化引起的疫毒邪气。

为内所因：内因是招致外因引起疾病发生的根本原因。

血脉相传：病邪随血脉运行而相互传变。

为外皮肤所中：疾病因外邪侵犯皮肤而引起。

房室：两性生活。

金刃：刀刃机械所伤。

虫兽：虫禽兽类动物。

病由都尽：病，所有的疾病；由，病机；都尽，全部。即疾病的病变证机都能全部辨别清楚。

若人能养慎：养，养生；慎，防病治病。

不令邪风干忤经络：不令，不使，引申为避免；干忤，侵犯；经络，皮肤经络。

适中经络：适，刚刚；中，侵犯。

流传：疾病传变。

重滞：经气壅滞。

勿令九窍闭塞：勿，不要；九窍，泛指九窍营卫、气血、经脉。

更能无犯王法：更，又也；无犯，不要违背；王法，自然界之气。

禽兽灾伤：禽，鸟类；兽，四肢动物；灾，自然灾害；伤，外部所伤。

房室勿令竭乏：勿令，不要，不使；竭乏，损伤，损耗。

不遗形体有衰：遗，遗留，造成；衰，虚弱，损伤，引申为可乘之机。

腠者：营卫气血运行之通道。

是三焦通会元真之处：通会，融汇，汇聚；元真，元气，脏腑之气。

为血气所注：注，注入，滋荣灌注。

理者：皮肤脏腑之结构形态。

【原文】 问曰：病人有气色见于面部，愿闻其说。师曰：鼻头色青，腹中痛，苦冷者，死；一云腹中冷，苦痛者死。鼻头色微黑者，有水气；色黄者，胸上有寒；色白者，亡血也；设微赤，非时者，死；其目正圆者，痉，不治。又色青为痛，色黑为劳，色赤为风，色黄者，便难，色鲜明者，有留饮。（第一3）

【语译】 学生问：病人脏腑之病色常常能反映于面部，学生非常乐意听听老师你的高见。老师说：鼻尖部色泽偏于青者，多为腹中疼痛的外在表现，病变证机是阳虚阴寒，病情多为危候；还有一种说法，腹中寒冷，剧烈疼痛者，多属于病情危重。鼻尖部色泽偏于微黑者，病变证机是水气留结；面部色泽偏于黄者，病变证机是胸中阳虚生寒；面部色泽偏于白者，病变证机是血虚不荣或有大失血；假若面部色泽不应红赤而红赤者，病变证机是虚阳外越，病情多危重；若病人两目直视且不能转动者，这是痉病的基本脉证，病情危重且难治。又，病人面部色泽偏于青者多是疼痛的外在表现，面部色泽偏于黑者多是虚劳或疲劳的外在表现，面部色泽偏于红赤者多是风热所致，面部色泽偏于黄者多是大便困难的外在表现，面部色泽偏于鲜明者多是饮邪留滞并充斥于肌肤。

【注释】

病人有气色见于面部：气，神气，精气；色，病色；见于，反映在。

苦冷者：苦，痛苦，引申为非常。即非常寒冷，病变证机是阳虚阴寒。

亡血：血虚，或失血。

设微赤，非时者，死：设，假如；非时，不应有而有；死，病情危重且难治。

其目正圆者：目，眼睛；正，不动；圆，转动。两目直视且不能转动。

痉：手足抽搐，或角弓反张。

色黑为劳：劳，虚劳，疲劳。

风：风热之邪。

便难：大便困难，病变证机是阴血亏虚既不能滋润于肠，又不能滋荣于面。

留饮：水饮留结且肆虐浸淫于肌肤。

【原文】 师曰：病人语声寂然，喜惊呼者，骨节间病；语声喑喑然不彻者，心膈间病；语声啾啾然细而长者，头中病。（第一4）

【语译】 老师说：病人由清静少言寡语突然出现出人意料的呼叫声，这是骨节间剧烈疼痛所引起的；病人说话声低前后语意不相接续，这是心膈间疾病所引起的；病人说话语音低微且细而长，这是头部疾病所引起的。

【注释】

语声寂然，喜惊呼：语声，说话声；寂然，肃静无声；惊呼，突然惊叫呼唤。

骨节间病：骨节间剧烈疼痛。

语声喑喑然不彻：喑，声低，小声；彻，接续；不彻，不相接续。

心膈间病：心肺胸膈及膜间疾病。

语声啾啾然细而长：啾啾，语声低微沉弱；细而长，说话声音细小且不敢大声说话。

头中病：头部诸病。

【原文】 师曰：息摇肩者，心中坚；息引胸中上气者，咳；息张口，短气者，肺痿唾沫。（第一5）

【语译】 老师说：呼吸抬肩者，病变部位在心，病证表现是心胸坚硬痞塞；病人呼吸困难源于胸中气机逆乱于上，病以咳喘为主；呼吸以张口为快，气短不足一息，肺痿以唾沫为主。

【注释】

息摇肩者：息，呼吸，引申为呼吸困难；摇肩，摇肩抬背。

心中坚：心，心胸；中，部位；坚，坚硬痞塞。

息引胸中上气者：引，源于，缘由；胸中上气，胸中气机逆乱于上。

息张口：息，呼吸；张口，呼吸时伴有张口，即呼吸困难。

肺痿唾沫：肺痿，病以咳、喘、唾涎沫为主；唾沫，唾液涎沫。病变证机是肺气虚弱，不能固摄阴津而外溢。

【原文】 师曰：吸而微数，其病在中焦，实也，当下之，即愈；虚者不治。在上焦者，其吸促，在下焦者，其吸远，此皆难治。呼吸动摇振振者，不治。（第一6）

【语译】 老师说：吸气略微急促，病变部位在中焦，病变证机是实邪壅滞，其治可用下法，下之则病可向愈；若吸气微而急促，病变证机是正气虚弱，病情较深重，治疗较难。病变部位在上焦，则吸气急促；在下焦，则以深深吸气为快，这些病证表现都比较难治。呼吸困难，仰头抬肩呼吸、抬肩振摇者，病情危重且难治。

【注释】

吸而微数：吸，吸气；微数，吸气略微急促。

实也：中焦实邪壅滞。

虚者不治：虚，正气虚损；不治，难治。

在上焦者：包括心肺胸膜。

吸促：吸气急促，病变证机是肺气不利。

在下焦者：包括肝肾。

吸远：吸气持续时间延长，病变证机是肾虚不能摄纳。

呼吸动摇振振者：呼吸，呼吸困难；动摇，仰头抬肩呼吸；振振，身体抬肩振摇。

【原文】 师曰：寸口脉动者，因其旺时而动。假令肝旺色青，四时各随其色。肝色青而反色白，非其时色脉，皆当病。（第一7）

【语译】 老师说：寸口三部脉搏动变化，因脏腑之气主时不同则有其相应变化。如肝气主时则面色偏于青，四季变化各有其主时之色，如青、红、白、黑、黄。肝气主时之色本应偏于青而反见色白，这不是肝气主时之色泽脉象，这是肝病之客色。

【注释】

寸口脉动者：寸口，寸关尺三部脉；动，脉象搏动变化。

因其旺时而动：其，脏腑；旺时，主时，如春为肝主时，夏为心主时，长夏为脾主时，秋为肺主时，冬为肾主时等；动，脉象因脏腑主时而有各自不同的搏动形态。

肝旺色青：肝旺，肝主时；色青，黄黑赤白青五色相杂且以青为主，并非单一的青色。

四时各随其色：四时，四季；各随，各有；其色，主时之色。

肝色青而反色白：青，五色之中偏于青；色白，色泽偏白而无泽，主肝病，或主肝肺同病。

非其时色脉：非，不是；其时，主时；色脉，色泽脉象。

皆当病：皆，这些；当，是也。

【原文】 问曰：有未至而至，有至而不至，有至而不去，有至而太过，何谓也？师曰：冬至之后，甲子夜半少阳起，少阳之时，阳始生，天得温和。以未得甲子，天因温和，此为未至而至也；以得甲子，而天未温和，为至而不至也；以得甲子，而天大寒不解，此为至而不去也；以得甲子，而天温如盛夏五六月时，此为至而太过也。（第一8）

【语译】 学生问：有的季节未到而节气变化先到，有的季节当到而未到，有的季节持续时间偏长且迟迟不去，有的季节到且伴随节气太过，这是什么原因引起的？老师说：冬至节气之后，甲子夜半之时初生阳气升发，阳气渐渐生长，则天地渐渐趋于温暖和调。假如节气变化未到甲子，天地就温暖和调，这是季节未到而节气先到；假如甲子已到，而天地仍未温暖和调，这是节气到而温暖和调之气还未到；假如甲子已到，而自然界气温仍然是大寒不去，这是季节到而寒冷节气仍未去；假如甲子已到，而天地温暖像炎热夏季五六月一样，这是季节已到且太过。

【注释】

有未至而至：第一个"至"字是季节，第二个"至"字是节气。

冬至之后：冬至时间是在每年阳历12月21日至23日之间，这一天是北半球全年中白天最短、夜晚最长的一天。冬至过后，太阳又慢慢地向北回归线转移，季节由冬季转向春季，北半球的白昼又慢慢增长，而夜晚又渐渐缩短，故有"冬至一阳生"，即从冬至开始，阳气就慢慢地开始回升。人与自然息息相应，人之阳气亦随之而变化。

甲子夜半少阳起：甲子是用以计年月日60组中的第一组，从1年来看，冬至后60日第一个甲子夜半，此时正是雨水节，雨水节之时正是自然阳气生发与升发之时，此为初生初升之阳气，故又称为少阳主时，而人体之阳气亦随之从之。自然之气生发于冬至之后，冬至之后的雨水节，正是自然少阳当令之时，自然之阳气由闭藏而生发、生长，气温由凉变温；而人之阳气于一日之中生发于少阴主时之后，此正是少阳胆气所主之时即3～9时，人与自然之气生发与长养息息相应，同步一致。人于自然之中只能适应自然规律，不可逆自然规律。

少阳之时：少阳主时之时常常借助自然之阳气升发之时。

阳始生：阳气开始生发，天气趋于温暖。

以未得甲子：因季节变化未到甲子主时。

以得甲子：因季节变化已到甲子主时。

而天大寒不解：天，自然界；大寒，严寒；不解，不去。

而天温如盛夏五六月时：温，热也；盛夏，炎热夏季；五六月，阴历五六月。

【原文】 师曰：病人脉浮者在前，其病在表；浮者在后，其病在里，腰痛，背强，不能行，必短气而极也。（第

【语译】 老师说：病人寸部脉浮比较明显者，其病变部位在表；尺部脉浮比较明显者，其病变部位在里，常见症状表现有腰痛，背部僵硬，四肢活动不便，气短不足一息且非常明显。

【注释】

浮者在前：寸关尺三部脉，以寸部脉浮比较明显。

浮者在后：寸关尺三部脉，以尺部脉浮比较明显。

背强：背，背部肌肉筋脉骨节；强，僵硬不柔和。

不能行：行，便也，自如。

短气而极：极，非常明显。

【原文】 问曰：经云：厥阳独行，何谓也？师曰：此为有阳无阴，故称厥阳。（第一10）

【语译】 学生问：经典理论说，阳气内盛以阳热独盛为主，其病变证机有哪些？老师说：这是阳气内盛而不与阴合，阴不涵阳，这样的病证叫作厥阳。

【注释】

厥阳独行：厥，盛也；厥阳，阳气内盛；独行，阳不与阴合而独盛。

有阳无阴：有阳，病变以阳气内盛为主；无阴，病变以阴不涵阳为主。

故称厥阳：称，称谓，称为，叫作。

【原文】 问曰：寸脉沉大而滑，沉则为实，滑则为气，实气相搏，血气入脏即死，入腑即愈。此为卒厥，何谓也？师曰：唇口青，身冷，为入脏即死；如身和，汗自出，为入腑即愈。（第一11）

【语译】 学生问：寸口脉沉大而滑，沉脉主实邪阻滞，滑脉主正气抗邪，正气与邪气相互搏结，若邪气侵入于脏，病情多危重，难以救治；邪气侵入于腑，病情较轻浅，若能积极治疗，病可向愈。若病人突然昏倒，其病证表现与病变证机有哪些？老师说：病人唇口青，身体冰凉，为邪气侵入于脏，病情多危候；假如身体温和，汗自出，为邪气侵入于腑，其病情较轻，病可向愈。

【注释】

寸脉沉大而滑：寸脉，寸口脉，即寸关尺三部脉。

沉则为实：脉沉主邪气盛实。

滑则为气：脉滑主正气抗邪。

实气相搏：实，邪气实；气，正气抗邪，即正气与邪气相互斗争。

血气入脏即死：血气，邪气；入脏，侵犯于脏；死，病情危重，预后不良。

卒厥：突然昏倒，不省人事。

唇口青：口唇青紫。病变证机是气血被邪气所壅塞不通。

身和：身体温和而无明显不适。

为入腑即愈：为，是也；入腑，侵袭于腑；即愈，积极治疗，病即可向愈。

【原文】 问曰：脉脱入脏即死，入腑即愈，何谓也？师曰：非为一病，百病皆然。譬如，浸淫疮，从口起流向四肢者，可治；从四肢流来入口者，不可治；病在外者可治，入里者即死。（第一12）

【语译】 学生问：脉伏而不见，为邪气侵入于脏，病情多危重，难以救治；邪气侵入于腑，病情多轻浅，治疗较易，这是为什么？老师说：判断疾病预后并非局限于某一疾病，对所有疾病的预后都是这样的。如疮疡类疾病，毒邪从内脏向肌表透发者，这些疾病就比较容易治疗；毒邪从肌表向里浸淫肆虐者，这些疾病的治疗就比较难。即病在肌表是外邪侵袭者，易治；病在脏腑者，难治。

【注释】

脉脱入脏即死：脉脱，脉伏而不见；入脏，邪气侵犯于脏；死，病情危重，较难救治。

入腑：邪气侵犯于腑。

浸淫疮：疮疡类疾病。

从口起流向四肢者：口，病变在里；流向，透散，透发；四肢，肌表。

从四肢流来入口者：流来，浸淫肆虐。亦即从肌表侵犯脏腑。

病在外者：病，诸多疾病；外，肌表因外邪侵袭。

入里者即死：入，侵袭；里，脏腑；死，难治。

【原文】 问曰：阳病十八，何谓也？师曰：头痛，项、腰、脊、臂、脚掣痛。阴病十八，何谓也？师曰：咳、上气、喘、哕、咽、肠鸣、胀满、心痛、拘急。五脏病各有十八，合为九十病，人又有六微，微有十八病，合为一百八病，五劳、七伤、六极；妇人三十六病，不在其中。

清邪居上，浊邪居下，大邪中表，小邪中里，馨饪之邪，从口入者，宿食也。五邪中人，各有法度，风中于前，寒中于暮，湿伤于下，雾伤于上，风令脉浮，寒令脉急，雾伤皮腠，湿流关节，食伤脾胃，极寒伤经，极热伤络。（第一13）

【语译】 学生问：肌表筋脉病证有十八种，其具体表现有哪些？老师说：头痛，项部、腰部、脊部、臂部、脚掣痛等，其病变可涉及五劳、六极、七伤，故合称十八种病。脏腑病证有十八种，其具体表现有哪些？老师说：咳嗽、气上冲、气喘、哕逆、咽部、肠鸣、胀满、心痛、拘急等，其病变可涉及五劳、六极、七伤，故合称十八种。五脏病各有十八种病，共计有九十种病，人又有六腑，六腑病各有十八种，共计有一百零八种病。这是根据病有五劳、七伤、六极而得出的疾病种类；至于妇人三十六病，还未列于其中。

风邪多侵袭人体上部，湿浊之邪多侵袭人体下部；又，六淫之邪多侵袭于肌表，七情之邪多发生于脏腑，饮食为邪，从口而侵入者，食多者是饮食积滞。五邪侵袭于人，各有其致病特点，风邪侵袭多在上午，寒邪侵袭多在暮后，湿邪多伤于下，雾邪多伤于上，风邪致病多见脉浮，寒邪致病多见脉紧急，雾邪易伤皮腠，湿邪浸注关节，饮食伤脾胃，寒甚者多伤经脉，热甚者多伤血络。

【注释】

阳病十八：阳病，肌表筋脉疾病；十八，即五劳、七伤、六极之合称。

阴病十八：阴病，脏腑疾病；十八，即五劳、七伤、六极之合称。

五脏病各有十八：五脏病各有五劳、七伤、六极。

人又有六微：微，腑也。即人又有六腑。

五劳：《素问·宣明五气篇》曰：久视伤血，久卧伤气，久坐伤肉，久立伤骨，久行伤筋，是为五劳所伤。

七伤：大饱伤脾，大怒气逆伤肝，强力举重、久坐湿地伤肾，形寒饮冷伤肺，忧愁思虑伤心，风雨寒湿伤形，大恐惧不节伤志。

六极：《〈伤寒杂病论〉大辞典》曰：六极即气极、血极、筋极、骨极、肌极、精极。极，极度劳损。

妇人三十六病：就气而言，有五劳、六极、七伤；就血而言，亦有五劳、六极、七伤，合而言之，故有三十六病之称。

清邪居上：清，雾露之邪，或风邪，或风夹他邪。

浊邪居下：浊邪，湿邪，或寒邪，或寒湿夹他邪。

大邪中表：大邪，六淫之邪，或疫毒之邪，或禽兽及自然灾害之邪。

小邪中里：小邪，七情之邪，或邪从内生，或起居不慎为邪。

馨饪之邪：馨饪，饮食；饮食太过、饮食不及、饮食不洁，均称为馨饪之邪。

五邪中人：五邪，清邪、浊邪、大邪、小邪、馨饪；中，侵犯。亦即邪气侵犯于人体肌表脏腑。

风中于前：前，早晨。风邪侵犯多在早晨，早晨为阳气尚未充盛，风邪可乘机侵袭。

寒中于暮：暮，暮晚。寒邪侵袭多在暮晚，暮晚为阳气渐弱，寒邪可乘机侵入。

湿伤于下：湿邪多侵犯人体下部，或下部病证可从湿邪论治。

雾伤于上：雾露之邪多侵犯人体上部。

风令脉浮：风邪致病以脉浮为主。

寒令脉急：寒邪致病以脉紧急为主，或寒邪侵袭筋脉，病以筋脉挛急为主。

雾伤皮腠：雾邪多侵犯皮肤肌腠。

湿流关节：湿邪侵袭，多以关节病证为主，或关节病证可从湿邪论治。

极寒伤经：寒甚多侵犯机体经筋，以经筋病证为主。

极热伤络：热甚多侵犯机体血络，以脉络病证为主。

【原文】 问曰：病有急当救里救表者，何谓也？师曰：病，医下之，续得下利清谷不止，身体疼痛者，急当救里；后身体疼痛，清便自调者，急当救表也。（第一14）

【语译】 学生问：有的病应当积极治里，有的病应当积极治表，这是为什么？老师答：病有内外夹杂性病变，在表感受外邪，在里有可下证，医生未能审明病变证机主次且用下法，病人渐渐出现下利清谷不止，虽有身体疼痛，但病以里证为主，当积极采取有效措施辨治里证；假如里证缓解，身体仍疼痛，在里若大小便趋于正常，当积极采取有效措施辨治表证，防止表邪再因里气虚弱而传入。急急治里可选用四逆汤，急急治表可选用桂枝汤。

【注释】

医下之：医，医生；下之，用下法治疗病证。

续得下利清谷不止：续，渐渐；得，出现，有；下利清谷，医生将阳虚寒结证误为阳盛热结证而用下，导致大便溏泄夹有不消化食物；不止，下利不能自止。

急当救里：急，急急，积极；救，救治；里，阳虚。

后身体疼痛：后，治疗之后。

清便自调者：清便，大小便；自调，趋于正常。

急当救表：急，积极，急急；救，救治；表，太阳病。

【原文】 夫病痼疾加以卒病，当先治其卒病，后乃治其痼疾也。（第一15）

【语译】 总而言之，在一般情况下，病人是原有顽固难治性疾病又有新感疾病，应当先治新感疾病，然后再治原有顽固难治性疾病。

【注释】

病痼疾：病，病人；痼疾，经久不愈，顽固难治性疾病。

卒病：卒，突然，引申为新感。卒病，即新感疾病。

当先治其卒病：根据治病需要，最佳的辨治方法是以治新感为主，兼顾痼疾。

后乃治其痼疾也：后，治新感之后。病以痼疾为主，若新感未愈，治以痼疾为主，兼顾新感。

【原文】 师曰：五脏病各有所得者愈，五脏病各有所恶，各随其所不喜者为病；病者素不应食，而反暴思之，必发热也。（第一16）

【语译】 老师说：五脏病各有其不同的相应治疗方法，应用得当则病可向愈；五脏病各有其不同的用药禁忌，各种治疗方法逆脏腑生理而用药则为病。病人本来不思饮食，但违背正常而突然思念饮食，暴饮暴食，可能发热。

【注释】

五脏病各有所得者愈：五脏，包括六腑；得，治疗方法。

五脏病各有所恶：恶，用药禁忌。

各随其所不喜者为病：各，各个，各种；随，治疗方法；不，逆行；喜，喜欢，引申为脏腑生理特性。

而反暴思之：而，且也；反，违背正常。病变证机多是阳气欲绝，回光返照。

必发热也：必，此处指可能，可有。发热突然而来，骤然而去，多为亡阳，预后不良；若发热渐渐而来，缓缓而退，为阳气恢复。

【原文】 夫诸病在脏，欲攻之，当随其所得而攻之；如

渴者，与猪苓汤，余皆仿此。（第一17）

【语译】 总而言之，诸多病变在脏腑，欲选择最佳治疗方法，必须因病变属性而确立相应的治疗法则。如口渴者，因病变证机是阴热水气证，其治当选用猪苓汤，任何疾病的基本治疗法则均可参照这些治法。

【注释】

诸病在脏：诸病，诸多疾病；在脏，包括六腑。即诸多疾病在脏腑。

欲攻之：欲，考虑；攻，治疗。

当随其所得而攻之：当，必须；随，因也；所得，所在脏腑的病变属性；攻，治疗；之，法则。

余皆仿此：余，其他疾病；仿，效仿，遵照；此，治法。

【原文】 太阳病，发热，无汗，反恶寒者，名曰刚痉。
（第二1）

【语译】 太阳病的表现，发热，无汗，更有恶寒，这样的太阳病叫作太阳刚痉证。

【注释】

太阳病：太阳刚痉证的基本脉证，寓有项背强硬。

反恶寒者：反，反而，引申为更有。恶寒的病变证机是营卫郁滞，卫阳被遏。

名曰刚痉：刚，强硬；刚痉，项背强硬，筋脉活动受限，以无汗为辨证要点。

【原文】 太阳病，发热，汗出，而不恶寒，名曰柔痉。
（第二2）

【语译】 太阳柔痉证的表现，发热，汗出，并有轻微恶寒，这样的太阳病叫作太阳柔痉证。

【注释】

太阳病：太阳柔痉证的基本脉证。

汗出：太阳柔痉证的病变证机以虚为主。

而不恶寒：而，并有；不，不是没有，而是轻微。而不恶寒，即并有轻微恶寒。

名曰柔痉：柔，与刚相对而言。刚者，无汗；柔者，汗出。柔痉，指项背强硬，筋脉活动受限，以汗出为辨证要点。

【原文】 太阳病，发热，脉沉而细者，名曰痉，为难治。（第二3）

【语译】 太阳痉证的表现，发热，脉沉而细，这样的太阳病叫作太阳阳虚血少痉证，对此比较难治。

【注释】

太阳病：辨太阳病为太阳阳虚血少痉证。

脉沉而细者：脉沉，此为阳虚；脉细，此为血少。

为难治：病变证机比较复杂，病情比较重，治疗难度比较大。

【原文】 太阳病，发汗太多，因致痉。（第二4）

【语译】 病是内外夹杂性病变，以太阳病为主，其治当选用发汗方法，但不可发汗太多，阴津损伤则可演变为肢体筋脉抽搐。

【注释】

太阳病：太阳病的证型有12个。

发汗太多：因病轻药重，或服药不当，或因虚实用药不当而导致发汗太过。

因致痉：因，所以；痉，筋脉抽搐，肢体僵硬。

【原文】 夫风病，下之则痉；复发汗，必拘急。（第二5）

【语译】 病是内外夹杂性病变，在表有太阳病，在里有可下证，以表证为主，治表应兼顾于里，若先用下法治里，可能引起肢体僵硬；若又仅用发汗方药则可能引起筋脉挛急。

【注释】

夫风病：夫，总而言之；风病，以风邪为主引起的疾病。

下之则痉：下之，在里有可下证，可下证有虚有实，若虚以实治，必伤阴津，肢体不得所养；痉，肢体僵硬。

复发汗：复，又用。

必拘急：必，此处指可能；拘急，包括挛急，拘紧。病变证机是筋脉因汗伤津而不得所养。

【原文】 疮家，虽身疼痛，不可发汗，发汗则痉。（第二6）

【语译】 疮疡日久不愈，有类似太阳病或与太阳病相兼，虽有身体疼痛（即使以太阳病为主），但其治不能仅用发汗方法，若仅用汗法则会引起筋脉抽搐挛急或僵硬。

【注释】

疮家：疮，疮疡；家，日久不愈。

不可发汗：疮疡病证表现有类似太阳病，不能用汗法；疮疡与太阳病相兼，不能仅用汗法。

发汗则痉：痉，筋脉抽搐挛急或僵硬。

【原文】 病者身热足寒，颈项强急，恶寒，时头热，面赤，目赤，独头动摇，卒口噤，背反张者，痉病也。若发其汗者，寒湿相得，其表益虚，即恶寒甚。发其汗已，其脉如蛇。（第二7）

暴腹胀大者，为欲解。脉如故，反伏弦者，痉。（第二8）

夫痉脉，按之紧如弦，直上下行。（第二9）

【语译】 病人身体发热，两足怕冷，颈项僵硬拘急，或全身怕冷，时有头部发热，面目红赤，但有头部摇摆不定，并有突发口噤不能言语，腰背反张，这是痉病的基本脉证。若将寒湿痉证误为太阳湿热痉证而用发汗方药，则寒湿相加更益盛，导致病人卫气更虚，怕冷更甚于前。使用发汗方药，可能引起病人脉形如蛇皮状而无柔和之象。

如果脉形突然胀大如腹胀大一样渐渐趋于柔和，这可能是痉证向愈的佳兆。若脉形未发生其他异常变化，反而还是伏弦者，这是痉证的脉象基本形态。

总而言之，痉病脉象形态，按之紧如弓弦状，寸关尺脉弦硬且无柔和之象。

【注释】

身热足寒：身热，病变证机是湿热与正气相争；足寒，病变证机是湿热阻遏阳气而不能温煦。

颈项强急：强，强硬，僵硬；急，拘紧，拘急。病变证机是湿热浸淫筋脉。

独头动摇：独，仅仅，只有，但有；动摇，头部摇摆不定。病变证机是湿热侵扰，肆虐筋脉，拘急抽搐。

卒口噤：卒，突发；噤，口紧不能言语。引申为牙关紧而不能言语。

背反张者：背，腰背；张，弓张。

寒湿相得：寒湿，本有寒湿，又增寒湿；相得，相加益盛。

其表益虚：表，卫气；益虚，更虚。

其脉如蛇：脉象形态如蛇皮一样而无柔和之象。

暴腹胀大：腹，脉也。脉突发胀大如腹胀一样，即脉紧似蛇皮之不柔和而转为像腹胀一样渐渐柔和。

脉如故：如故，与原来一样。

反伏弦者：反，反而；伏，伏脉。

直上下行：直，僵硬；上下，寸关尺；行，脉搏动。

【原文】 痉病有灸疮，难治。（第二10）

【语译】 痉病兼有火热疮毒，其病情比较重，治疗难度比较大。

【注释】

痉病有灸疮：痉病，轻者颈项僵硬，重者角弓反张；有，兼有；灸，火热；灸疮，火热疮毒。

难治：病证表现错综复杂，病变证机虚实夹杂，治疗较难。

【原文】 太阳病，其证备，身体强，几几然，脉反沉迟，此为痉，栝楼桂枝汤主之。（第二11）

【语译】 太阳病，其有诸多基本脉证，身体僵硬，筋脉拘紧，脉反而沉迟，这样的太阳病叫作太阳伤阴夹寒痉证，其治可选用栝楼桂枝汤。

【注释】

太阳病：辨太阳病为太阳伤阴夹寒痉证。

其证备：备，具备，引申为诸多基本脉证。

身体强：身体筋脉僵硬。病变证机是阴津损伤不能滋养肢体筋脉，寒气凝滞经气脉络。

几几然：肌肉筋脉拘紧挛急。

此为痉：痉，柔痉。

【方药】 栝楼桂枝汤

栝楼根二两（6g）　桂枝三两（9g）　芍药三两（9g）　甘草二两（6g）　生姜三两（9g）　大枣十二枚

上六味，以水九升，煮取三升，分温三服，取微汗。汗不出，食顷，啜热粥发之。

【药解】 方中栝楼根滋荣阴津，调畅筋脉。桂枝解肌散寒，通达经气，温煦筋脉。芍药益营柔筋。生姜解表散邪。甘草、大枣，补中益气，和畅筋脉。

【药理】 具有调节内分泌，调节中枢神经和周围神经，调节代谢，调节骨代谢，解除平滑肌和骨骼肌痉挛，抗风湿，抗增生，增强机体免疫功能，改善微循环，抗病毒，抗过敏，解热，抗炎，抗菌等作用。

【原文】 太阳病，无汗而小便反少，气上冲胸，口噤不得语，欲作刚痉，葛根汤主之。（第二12）

【语译】 太阳刚痉证的表现，无汗，小便反而偏少，自觉浊气上冲心胸，牙关拘紧，言语不利，这种病变即将成为太阳刚痉证，其治可选用葛根汤。

【注释】

无汗而小便反少：无汗，病变证机以邪实为主；小便反少，寒凝筋脉，影响膀胱气化水津功能。

气上冲胸：气，浊气；上，上扰；冲，逆乱；胸，心胸。

口噤不得语：口噤，牙关拘紧；不得语，言语不利。

葛根汤：既可辨治太阳刚痉证，又可辨治身体肌肉僵硬病变。

【原文】 痉为病，胸满，口噤，卧不着席，脚挛急，必齘齿，可与大承气汤。（第二13）

【语译】 筋脉抽搐挛急的表现，胸中满闷，牙关紧闭，腰背反张，腿脚抽搐挛急，上下牙齿不由自主地颤动，其治可选用大承气汤。

【注释】

痉为病：痉，筋脉抽搐挛急；病，病证表现。

口噤：牙关紧闭，言语不利。

卧不着席：卧，仰卧；不着席，腰背反张，不得着席。

脚挛急：脚，腿脚；挛急，抽搐拘急。

必齘齿：齘，动也；齘齿，上下牙齿不由自主地颤动，或磨牙。

【原文】 太阳病，关节疼痛而烦，脉沉而细者，此名湿痹。湿痹之候，小便不利，大便反快，但当利其小便。（第二14）

【语译】 太阳湿痹证的表现，关节疼痛烦扰不宁，或心烦，脉沉而细，这样的病证叫作太阳湿痹证。太阳湿痹证在里可有小便不利，大便溏泄，辨治太阳湿痹证必须重视利小便。

【注释】

关节疼痛而烦：关节疼痛且烦扰不宁，或心烦。

脉沉而细：病变证机是湿遏气机，气血运行不利。

湿痹之候：候，病证表现。

大便反快：反快，大便溏泄不成形。

但当利其小便：但，可也；当，应当，必须。

【原文】 湿家之为病，一身尽疼，发热，身色如熏黄也。（第二15）

【语译】 太阳湿热痹证的表现，一身上下皆疼痛，发热，身体色泽如熏黄。

【注释】

湿家之为病：湿，湿热；家，经久不愈；为，患病。

一身尽疼：一身，全身；尽，皆是。

身色如熏黄：熏黄者，黄色晦暗，病变证机是湿热浸淫肌肤。

【原文】 湿家，其人但头汗出，背强，欲得被覆向火。若下之早则哕，或胸满，小便不利，舌上如胎者，以丹田有热，胸上有寒，渴欲得饮而不能饮，则口燥烦也。（第二16）

【语译】 风湿痹证的症状表现，病人仅有头汗出，身无汗，项背部僵硬，总是想加衣盖被接近火热。在里有可下证，且以风湿为主，若先用下法可能损伤正气，以此可演变为哕逆，或胸满，小便不利，舌上如有生苔，病变证机是丹田有热，胸中有寒，口干咽燥欲饮水且又不能饮水，这是上焦有寒所致口燥烦的缘故。

【注释】

湿家：湿，风湿痹证。湿家，久治不愈之风湿痹证。

其人但头汗出：但，仅仅；但头汗出，指仅有头汗出，身体无汗。病变证机是湿郁上蒸。

背强：背，包括项部、腰部。

欲得被覆向火：欲，常常想，总是想，思念；得被，加衣盖被；向火，向火热地方接近，亦即喜温。

若下之早：早，当用下法切不可先用下法。

则哕：因下而损伤胃气。

或胸满：或，可能。

舌上如胎者：胎，舌苔。若病变证机以丹田有热为主，以黄苔为主；若以胸上有寒为主，以白苔为主。

以丹田有热：丹田，下焦；热，病变证机属于热，又下焦丹田部位有发热症状。

胸上有寒：寒，病变证机属于寒，又上焦胸中有恶寒症状。

渴欲得饮而不能饮：渴欲得饮，下焦有热伤津；不能饮，上焦有寒湿浸淫。

则口燥烦也：烦，心烦，又形容口燥甚。

【原文】 湿家，下之，额上汗出，微喘，小便利者，死；若下利不止者，亦死。（第二17）

【语译】 病是内外夹杂性病变，在表有风湿，在里有可下证，以里证为主，因用下法未能辨清病变证机有寒热虚实，下后病人额上汗出，微喘，小便通利，预后不良；若病人下利不止者，病情危重，预后不良。

【注释】

湿家：久治不愈之风湿，或湿热痹证，或寒湿痹证，或寒湿夹热痹证，或寒湿夹虚痹证，或湿热夹虚痹证。

下之：可下证有热结，有寒结，有水结，有瘀结，有痰结，有虚结，用下法必须针对病变证机而选用方药。

额上汗出：上，部位，即额部汗出。病变证机是阳虚不固，阴津欲竭。

微喘：病变证机是阳气欲脱，正气散越。

小便利者：病变证机是阳虚不能固摄，阴津从小便而亡失。

若下利不止者：病变证机或是脾胃阳气将脱欲亡，清气下陷；或是肾阳将脱欲亡，真阳不固，阴津亡失。

【原文】 风湿相搏，一身尽疼痛，法当汗出而解，值天阴雨不止，医云此可发汗，汗之病不愈者，何也？盖发其汗，汗大出者，但风气去，湿气在，是故不愈也。若治风湿者，发其汗，但微微似欲出汗者，风湿俱去也。（第二18）

【语译】 风寒湿之邪相互搏结，全身上下皆疼痛，按照治疗法则应使病人汗出而解，风湿病的表现特点是逢阴雨天加重，医生确立治疗风湿的基本方法是使用发汗方药，但使用发汗方药没有达到预期治愈目的，究其原因有哪些？众所周知，用发汗方药可治风湿，若药后大汗出不止，只是风邪得以解除，湿邪未能从风邪而去，这即是治风湿病不愈的重要原因。假如治疗风湿病证，采用发汗方法，只有使病人轻微似有汗出，才能达到使风湿俱从汗出而泄的目的。

【注释】

风湿相搏：风湿，风寒湿；相搏，相互搏结。

一身尽疼痛：一，全也；尽，皆也。

法当汗出而解：法，根据；当，应当。

值天阴雨不止：值，遇到，逢；阴雨，潮湿寒冷天气；不止，病证加重。

医云此可发汗：医，医生；云，确立治疗原则；此，风湿。

但风气去：但，只是；去，解除，消除。

湿气在：湿气，风寒湿；在，留结不除。

但微微似欲出汗者：但，只能，只有；微微，轻微；似欲出汗，皮肤潮湿似有汗出但不致大汗出。

【原文】 湿家，病身疼，发热，面黄而喘，头痛，鼻塞而烦，其脉大，自能饮食，腹中和无病，病在头中寒湿，故鼻塞，内药鼻中则愈。（第二19）

【语译】 寒湿郁表发黄证的表现，身体疼痛，发热，面部色黄，气喘，头痛，鼻塞较重，或心烦，脉大，饮食尚可，腹中未有明显不适，病变证机是鼻中寒湿蕴结，故有鼻塞不通，治疗可采用纳药鼻中，病可向愈。

【注释】

湿家：湿，寒湿郁表；家，经久不愈。

面黄而喘：病变证机是湿遏气血，气血不能外荣，湿邪浸淫于外，上攻于肺。

头痛：头痛甚于前额。

鼻塞而烦：塞，鼻塞较重；烦，心烦。

自能饮食：病在表而不在里，胃气尚和。

腹中和无病：发黄的病变部位在表而不在里，所以里无他疾。

病在头中寒湿：头中，即鼻中。

内药鼻中则愈：内，纳入；药，外用药；鼻中，鼻内。

【原文】 湿家，身烦疼，可与麻黄加术汤，发其汗为宜；慎不可以火攻之。（第二20）

【语译】 太阳寒湿表实证的表现，身体疼痛烦扰不宁，或心烦，治疗的基本原则是发汗，可选用麻黄加术汤；权衡病变证机最好不要使用火法治疗。

【注释】

湿家：湿，寒湿；家，经久不愈。亦即太阳寒湿表实证日久不愈。

身烦疼：身体疼痛且烦扰不宁。

慎不可以火攻之：慎，权衡，考虑；火，用火法如灸、熨等方法治疗。

【方药】 麻黄加术汤

麻黄去节，三两（9g）　桂枝去皮，二两（6g）　甘草炙，一两（3g）　杏仁去皮尖，七十个（12g）　白术四两（12g）

上五味，以水九升，先煮麻黄，减二升，去上沫，内诸药，煮取二升半，去滓。温服八合，覆取微似汗。

【药解】　方中麻黄发汗舒筋，疏散风寒。白术燥湿健脾，和利筋脉关节。桂枝通达经气经脉，温利关节，散寒止痛。杏仁宣畅气机，散寒泄湿。甘草益气荣汗源。

【药理】　具有调节汗腺分泌，解除支气管平滑肌痉挛，调节支气管腺体分泌，强心，调节心律，抗心脑缺氧，抗心肌缺血，调节胃肠蠕动，调节水电解质代谢，调节水钠钾代谢，消炎，抗过敏，抗病毒，抗肿瘤，抗血栓，抗血小板聚集，抗风湿等作用。

【原文】　病者一身尽疼，发热日晡所剧者，名风湿。此病伤于汗出当风，或久伤取冷所致也。可与麻黄杏仁薏苡甘草汤。（第二21）

【语译】　病人一身上下皆疼痛，发热甚于日晡，这样的病证叫作太阳湿热痹证。太阳湿热痹证的致病原因是由汗出伤风所致，或久而久之损伤正气且又被寒冷侵袭郁而化热所致。其治可选用麻黄杏仁薏苡甘草汤。

【注释】

发热日晡所剧者：所，左右，发热甚于日晡左右，亦即潮热。病变证机是湿热侵袭太阳，郁遏太阳营卫，太阳营卫必借阳明之气而抗邪，日晡为阳明主时，所以发热甚于日晡左右。

此病伤于汗出当风：此病，太阳湿热痹证；当，伤也；风，风湿热。

或久伤取冷所致也：久伤，久而久之损伤正气；取，得到，引申为侵入；冷，寒冷侵袭。寒冷日久且化热，病变证机是寒夹热。

麻黄杏仁薏苡甘草汤：既可辨治风湿热痹证，又可辨治风湿热夹寒痹证。

【方药】 麻黄杏仁薏苡甘草汤

麻黄去节，汤泡，半两（1.5 g） 杏仁去皮尖，炒，十个（1.8 g） 薏苡仁半两（1.5 g） 甘草炙，一两（3 g）

上锉，麻豆大，每服四钱匕，水盏半，煮八分，去滓。温服。有微汗，避风。

【药解】 方中薏苡仁舒筋脉，缓挛急，善主风湿热痹证。麻黄发汗祛湿，受薏苡仁所制辛温而不助热。杏仁通利水道而祛湿。甘草益脾胃，使脾运化水湿。

【药理】 具有调节汗腺分泌，解除支气管平滑肌痉挛，调节支气管腺体分泌，调节周围神经，强心，调节心律，抗心脑缺氧，抗心肌缺血，调节胃肠道蠕动，调节水电解质代谢，调节水钠钾代谢，消炎，抗过敏，抗病毒，抗肿瘤，抗风湿等作用。

【原文】 风湿，脉浮，身重，汗出，恶风者，防己黄芪汤主之。（第二22）

【语译】 太阳风湿表虚证的表现，脉浮，身重，汗出，恶风，其治可用防己黄芪汤。

【注释】

风湿：病变证型即太阳风湿表虚证；病证表现以肌肉、关节疼痛为主。

身重：身体沉重，包括头沉、身肿。

【原文】 伤寒八九日，风湿相搏，身体疼烦，不能自转侧，不呕不渴，脉浮虚而涩者，桂枝附子汤主之；若大便坚，小便自利者，去桂加白术汤主之。（第二23）

【语译】 感受外邪八九日，病变证机是风寒湿相结，身体疼痛烦扰不宁，不能活动转侧，没有呕吐与口渴，脉浮虚且涩，其治可选用桂枝附子汤；若病人大便坚硬，小便尚可，其治可选用桂枝附子去桂加白术汤。

【注释】

伤寒八九日：伤寒，感受外邪；八九日，约略之辞。

风湿相搏：风湿，风寒湿；相搏，相互夹杂而为邪。

身体疼烦：虽有类似太阳病，但不是太阳病，应与之相鉴别。

不能自转侧：身体疼痛，活动受限。

脉浮虚而涩：脉浮，正气与风寒湿相争；虚，阳气虚弱；涩，寒湿凝滞经脉。

大便坚：病变证机是风寒湿壅滞气机，阻滞不通。

小便自利：病变证机是正气虽虚，尚能化湿，湿邪尚未留结脏腑。

【方药1】 桂枝附子汤

桂枝去皮，四两（12g）　附子炮，去皮，破，三枚（15g）生姜切，三两（9g）　大枣擘，十二枚　甘草炙，二两（6g）

上五味，以水六升，煮取二升，去滓。分温三服。

【药解】 方中桂枝温通阳气，通达经气，祛风散寒。附子温壮阳气，驱逐寒湿。生姜温阳散寒，振奋阳气，驱散寒湿。大枣、甘草，益气补中，助阳补阳。

【药理】 具有抗风湿，消炎，抗过敏，抗病毒，抗氧化，改善微循环，增强机体免疫功能，强心，调节心律，促进造血功能，调节钾、钠、钙代谢，调节中枢神经和周围神经，调节内分泌等作用。

【方药2】 桂枝附子去桂加白术汤（白术附子汤）

附子炮，去皮，破，三枚（15g）　白术四两（12g）　生姜切，三两（9g）　大枣擘，十二枚　甘草炙，二两（6g）

上五味，以水六升，煮取二升，去滓。分温三服。初一服，其人身如痹，半日许复服之，三服都尽，其人如冒状，勿怪。此以附子、术并走皮内，逐水气未得除，故使之耳。法当加桂枝四两，此本一方二法。以大便硬，小便自利，去桂也；以大便不硬，小便不利，当加桂。附子三枚，恐多也，虚弱家及产妇，宜减服之。

【药解】 方中附子壮阳气，散阴寒，通经气，利关节。白术益气健脾燥湿。生姜散寒除湿。大枣、甘草，益气和中，既缓附子之烈性，又缓急止痛。

【药理】 具有抗风湿，消炎，抗过敏，抗病毒，抗氧化，抗疲劳，改善微循环，增强机体免疫功能，强心，调节心律，促进造血功能，调节胃肠道蠕动，调节钾、钠、钙代谢，调节中枢神经和周围神经，调节内分泌等作用。

【原文】 风湿相搏，骨节疼烦，掣痛不得屈伸，近之则痛剧，汗出短气，小便不利，恶风，不欲去衣，或身微肿者，甘草附子汤主之。（第二24）

【语译】 风寒湿相互搏结，骨节疼痛烦扰不宁，尤其是疼痛如同牵拉欲断裂一样，关节不能自如屈伸，按之疼痛加剧，汗出，气短，小便不利，怕风，不欲减衣，或者身体轻微肿胀，其治可选用甘草附子汤。

【注释】

风湿相搏：风寒湿侵袭且相互搏结。

骨节疼烦：烦，心烦，烦扰不宁。

掣痛：掣，牵拉样的感觉。

不得屈伸：关节疼痛且活动受限。

近之则痛剧：近之，按压病变部位；痛剧，疼痛加重。

不欲去衣：怕风较重，欲加衣不欲减衣。

或身微肿者：病变证机是寒湿浸淫肌肉，壅滞经脉。

【方药】 甘草附子汤

甘草炙，二两（6 g） 附子炮，去皮，破，二枚（10 g） 白术二两（6 g） 桂枝去皮，四两（12 g）

上四味，以水六升，煮取三升，去滓。温服一升，日三服。初服得微汗则解，能食，汗止，复烦者，将服五合，恐一升多者，宜服六七合为始。

【药解】 方中附子温阳通经，散寒止痛。桂枝温通血脉，通利关节。白术健脾和胃，生化气血，除寒燥湿。甘草益气补中，调和诸药。

【药理】 具有抗风湿，消炎，抗过敏，抗肿瘤，抗氧化，抗溃疡，改善微循环，增强机体免疫功能，强心，调节心律，促进造血功能，调节胃肠道蠕动，促进消化，调节钾、钠、钙代谢，调节中枢神经和周围神经，调节内分泌等作用。

【原文】 太阳中暍，发热，恶寒，身重而疼痛，其脉弦细芤迟。小便已，洒洒然毛耸，手足逆冷，小有劳，身即

热，口开，前板齿燥；若发其汗，则恶寒甚；加温针，则发热甚；数下之，则淋甚。（第二25）

【语译】 暑湿证类似太阳病，发热，恶寒，身体沉重且疼痛，脉弦细芤迟。小便后身体出现轻微怕冷，伴有皮毛耸立抽动，手足逆冷，略有劳累即身体发热，口张不合，前门牙齿干燥；暑湿夹虚证虽类似太阳病，但从太阳病发汗则更伤阳气，导致恶寒加重；若用温针治疗暑湿证，以热助热，发热更甚；若将暑湿证大便干结类似阳明热结而重复使用下法，则会引起小便点滴不畅如淋状。

【注释】

太阳中暍：暍，热也，湿热。暑湿证的症状有类似太阳病，应与太阳病相鉴别。

身重而疼痛：身重，暑热伤气；疼痛，暑热灼伤，壅塞经气。

其脉弦细芤迟：弦，提示热郁血脉；细，提示热伤阴血；芤，提示热伤热扰阴血；迟，提示热壅热遏血脉。

小便已：已，了也，之后。

洒洒然毛耸：洒洒然，轻微怕冷；毛耸，皮毛耸立抽动。

小有劳：小，轻微，略有；劳，劳累。

口开：开，张开。

前板齿燥：前板，前门牙；齿燥，牙齿干燥无泽。

若发其汗：暑湿证类似太阳病，使用发汗方法治疗暑湿证，必加重病情。

加温针：加，用也。即暑湿证有类似风寒性质太阳病，用温针治疗。

数下之：数，多次；下之，使用下法治疗。即暑湿证类似阳明热结证可以用下法治疗。

则淋甚：淋，小便点滴淋漓不畅。多次使用下法而伤阴，阴津不得滋润下行。

【原文】 太阳中热者，暍是也，汗出，恶寒，身热而渴，白虎加人参汤主之。（第二26）

【语译】 暑热病证有类似太阳病，这样的病叫作中暑而不叫太阳病，汗出，恶寒，身体发热，口渴，其治可选用白虎加人参汤。

【注释】

太阳中热者：暑热气阴两伤证有类似太阳病。

暍是也：暍，热也，即中暑。

恶寒：病变证机是暑热伤气，卫气不固。

【原文】 太阳中暍，身热疼重，而脉微弱，此以夏月伤冷水，水行皮中所致；一物瓜蒂散主之。（第二27）

【语译】 暑湿侵犯太阳营卫，身体发热，既疼痛又沉重，脉象略微虚弱，这是夏季暑热夹冷湿侵袭，浸淫肌肤营卫之间所致，其治可选用一物瓜蒂散。

【注释】

太阳中暍：暍，暑湿。暑湿侵犯太阳营卫。

身热疼重：热，发热；疼，肌肉疼痛；重，肢体沉重。病变证机是暑湿既郁遏营卫，又浸淫于外。

脉微弱：微，轻微，略微。病变证机是暑湿遏制阳气，气郁不畅，经气郁滞，以此而演变为脉略微弱，脉虽微弱，但正气不虚。或病变证机是暑湿伤气，虽有气虚，但以暑湿为主，其治应清暑祛湿。

【方药】 一物瓜蒂散

瓜蒂二十个（6g）

上锉，以水一升，煮取五合，去滓。顿服。

【药解】 方中瓜蒂苦寒燥湿，清热解暑。《金匮要略心典》云：瓜蒂"治是暑兼湿者"。

【药理】 具有解热，催吐，抗病毒，消炎，抗过敏，增强机体免疫功能等作用。

第三章
百合狐蟚阴阳毒病证治第三

【原文】 论曰：百合病者，百脉一宗，悉致其病也。意欲食，复不能食，常默默，欲卧不能卧，欲行不能行，欲饮食，或有美时，或有不用闻食臭时，如寒无寒，如热无热，口苦，小便赤，诸药不能治，得药则剧吐利，如有神灵者，身形如和，其脉微数。

每溺时头痛者，六十日乃愈；若溺时头不痛，淅然者，四十日愈；若溺快然，但头眩者，二十日愈。

其证或未病而预见，或病四五日而出，或病二十日或一月微见者，各随证治之。（第三1）

【语译】 经典理论曰：心肺阴虚内热证的病变证机，全身血脉汇聚统领于心肺，心肺阴虚内热是其致病原因。意念中想饮食，但又不能饮食，常常表情沉默，想睡觉又不能睡觉，想活动又不能活动，想饮食，但有时觉得饮食香甜可口，有时又不愿闻到食物气味，似有寒冷且又不怕寒冷，似有发热且又没有发热，口苦，小便色赤，诸多其他方药都不能治疗，用药则可有剧烈上吐下利，似有幽灵鬼怪在作祟，身体状态如同正常人，其脉略微数。

每次小便时伴有头痛，病愈日期可在六十日左右；若小便时没有头痛，渐渐怕冷，病愈日期可在四十日左右；若小便时身体爽快自如，仅有头晕目眩，病愈日期可在二十日左右。

病证表现有时在未病之前就有先兆症状，或者病证于四五日而趋于明显，或者病证于二十日或一个月才轻微出现，其治应随病证表现而采取相应措施。

【注释】

百合病：百，多也；合，聚合，汇聚；病，症状表现。

百脉一宗：百脉，心肺之脉，心主血脉，肺朝百脉；一，整体，全身；宗，统领。

悉致其病也：悉，全，都；致，引起；病，症状表现。

意欲食：意，意念；欲，想。

复不能食：复，又；食，饮食。

常默默：默默，表情沉默，或情绪低落。

欲卧不能卧：卧，睡觉。

欲行不能行：行，活动。

或有美时：或，可能；美时，饮食香甜可口。

或有不用闻食臭时：用，愿意；食臭，饮食气味。

如寒无寒：如，好像，似有；寒，怕冷。

诸药不能治：诸，多种；药，非百合知母汤一类的方药。

得药则剧吐利：得药，服用方药；吐，呕吐；利，下
利。

如有神灵者：如，好像，似有；神灵，幽灵鬼怪。

身形如和：身形，身体状态；如，如同；和，与往常一
样。

其脉微数：微，不是脉微之微，而是略微之微。

每溺时头痛者：溺，小便；时，伴有。

六十日乃愈：正气恢复，邪气消退，需要一定的时间。

淅然：淅淅怕冷的样子。

若溺快然：快然，身体爽快。

其证或未病而预见：证，病证表现；未，没有；病，疾
病；预见，先兆症状。

或病四五日而出：出，出现，指出现病证表现。

各随证治之：各，各个；随，根据；证，病证表现与病
变证机。

【原文】 百合病，发汗后者，百合知母汤主之。（第三
2）

【语译】 心肺阴虚证的表现，有类似太阳病但不可用发
汗方药，或与太阳病相兼，即使以太阳病为主，也不能仅用
发汗方药，用药必须兼顾心肺阴虚内热证，以心肺阴虚内热
证为主，其治可选用百合知母汤。

【注释】

发汗后者：心肺阴虚证有类似太阳病，或与太阳病证相兼，使用汗法所引起的病证表现。

【方药】 百合知母汤

百合擘，七枚（14 g） 知母切，三两（9 g）

上先以水洗百合，渍一宿，当白沫出，去其水，更以泉水二升，煎取一升，去滓。别以泉水二升煎知母，取一升，去滓。后合和，煎取一升五合，分温再服。

【药解】 方中百合滋阴润肺，养阴清心，除烦安神。知母清热泻火，滋阴润燥。

【药理】 具有降血糖，保护肾上腺皮质功能，调节内分泌，解除支气管痉挛，调节支气管腺体分泌，调节中枢神经，抗心脑缺氧，抗过敏，增强机体免疫能力，抗衰老等作用。

【原文】 百合病，下之后者，滑石代赭汤主之。（第三3）

【语译】 心肺虚热气逆夹湿证的表现，有类似可下证但不可用泻下方药，或与可下证相兼，即使以可下证为主，也不能仅用泻下方药，用药必须兼顾心肺虚热气逆夹湿证，以心肺虚热气逆夹湿证为主，其治可选用滑石代赭汤。

【注释】

下之后者：心肺阴虚证有类似可下证，或与可下证相兼，使用下法所引起的病证表现。

滑石代赭汤：既可辨治以阴虚为主，又可辨治以湿为主，但必须因病变证机而酌情调整用量。

【方药】 滑石代赭汤

百合擘，七枚（14 g）　滑石碎，绵裹，三两（9 g）　代赭石碎，绵裹，如弹丸大一枚（15 g）

上先以水洗百合，渍一宿，当白沫出，去其水，更以泉水二升，煎取一升，去滓。别以泉水二升煎滑石、代赭，取一升，去滓。后合和，重煎，取一升五合，分温服。

【药解】 方中百合滋心肺之阴而清虚热。滑石清心肺之热而利湿。代赭石清泻胃中郁热，降逆下行。

【药理】 具有降血糖，保护肾上腺皮质功能，调节内分泌，降血压，调节水、电解质代谢，调节水、钠代谢，调节周围神经，抗心脑缺氧，抗过敏，增强机体免疫功能，抗衰老等作用。

【原文】 百合病，吐之后者，用后方（百合鸡子汤）主之。（第三4）

【语译】 心肺阴血虚证的表现，有类似可吐证但不可用涌吐方药，或与可吐证相兼，即使以可吐证为主，也不能仅用涌吐方药，用药必须兼顾心肺阴血虚证，以心肺阴血虚证为主，其治可选用百合鸡子汤。

【注释】

吐之后者：心肺阴虚证有类似可吐证，或与可吐证相兼，使用吐法而引起的病证表现。

用后方主之：用，使用；后方，即百合鸡子汤。

百合鸡子汤：既可辨治以阴虚为主，又可辨治以血虚为主之心肺阴虚证。

【方药】 百合鸡子汤

百合擘，七枚（14 g）　鸡子黄一枚

上先以水洗百合，渍一宿，当白沫出，去其水，更以泉水二升，煎取一升，去滓。内鸡子黄，搅匀，煎五分，温服。

【药解】 方中百合滋养心肺，清退虚热。鸡子黄清虚热，养血滋阴。

【药理】 具有调节造血功能，保护肾上腺皮质功能，调节内分泌，降血压，调节中枢神经，抗心脑缺氧，抗过敏，增强机体免疫功能，抗衰老等作用。

【原文】 百合病，不经吐下发汗，病形如初者，百合地黄汤主之。（第三5）

【语译】 心肺阴虚证的表现，虽有类似可吐证、可下证、可汗证，但未因类似而用吐下汗方药，病变证机与病证表现未发生其他异常变化，审明病变证机是以心热为主，其治可选用百合地黄汤。

【注释】

不经吐下发汗：不经，没有使用；吐，病证有类似可吐证，未用吐法治疗；下，病证有类似可下证，未用下法治疗；发汗，病证有类似可汗证，未用发汗治疗。

病形如初者：病形，病证表现；如初，病变证机未发生其他变化。

百合地黄汤：既可辨治心肺阴虚证，又可辨治阴血虚证。

【方药】 百合地黄汤

百合擘，七枚（14 g）　生地黄汁一升（80 mL）

上先以水洗百合，渍一宿，当白沫出，去其水，更以泉水二升，煎取一升，去滓。内地黄汁，取其一升五合，分温再服。中病，勿更服，大便当如漆。

【药解】 方中百合滋心肺之阴，清心肺之热。生地黄汁入心而清热凉血，入肺而养阴生津，善清血中之虚热。

【药理】 具有调节血糖，保护肾上腺皮质功能，调节内分泌，降血压，促进睾丸生精，促进排卵，调节中枢神经，抗心脑缺氧，抗过敏，增强机体免疫功能，抗衰老等作用。

【原文】 百合病，一月不解，变成渴者，百合洗方主之。（第三6）

【语译】 心肺阴虚证的表现，逾月不解，以口渴为主，其治可选用百合洗方。

【注释】

百合病：心肺阴虚证。

一月不解：一月，逾一个月；不解，病证表现与病变证机仍在。

变成渴者：变，演变；成，表现；渴，以口渴为主。

【方药】 百合洗方

百合一升（24 g）

上以百合一升，以水一斗，渍之一宿，以洗身，洗已，食煮饼，勿以盐豉也。

【药解】 方中重用百合以滋心肺之阴，清心肺之热，益心肺之气，以解心肺阴虚内热证。

【药理】 具有调节血糖，保护肾上腺皮质功能，调节内分泌，降血压，调节中枢神经，抗心脑缺氧，抗过敏，增强机体免疫功能，抗衰老，调节支气管腺体分泌，解除支气管痉挛，抗氧化，抗肿瘤等作用。

【原文】 百合病，渴不差者，用后方（栝楼牡蛎散）主之。（第三7）

【语译】 心肺阴虚证的表现，以口渴为主，经久不愈，其治可选用栝楼牡蛎散。

【注释】

渴不差者：渴，阴津损伤；不差，经久不愈。

用后方主之：用，使用；后方，指栝楼牡蛎散。

【方药】 栝楼牡蛎散

栝楼根　牡蛎熬，各等分

上为细末，饮服方寸匕，日三服。

【药解】 方中栝楼根清热生津润燥，养阴止渴。牡蛎软坚散结，泻热益阴。

【药理】 具有调节血糖，保护肾上腺皮质功能，调节内分泌，降血压，调节中枢神经，抗心脑缺氧，抗过敏，抗菌，抗病毒，增强机体免疫功能，抗衰老，抗肿瘤等作用。

【原文】 百合病，变发热者，百合滑石散主之。（第三8）

【语译】 心肺阴虚证的表现，病证演变以发热为主，其治可选用百合滑石散。

【注释】

百合病：心肺阴虚证的表现。

变发热者：变，演变；发热，症状以发热为主。

百合滑石散：辨治心肺阴虚夹热证，可根据病变主次酌情调整方药用量。

【方药】 百合滑石散

百合炙，一两（3g） 滑石三两（9g）

上为散，饮服方寸匕，日三服。当微利者，止服，热则除。

【药解】 方中百合滋心肺，清虚热。滑石清热利湿。一滋一利，滋不助湿，利不伤阴。

【药理】 具有调节血糖，保护肾上腺皮质功能，调节内分泌，降血压，调节中枢神经，抗心脑缺氧，抗过敏，调节水电解质代谢，保护肾功能，增强机体免疫功能，抗衰老，抗肿瘤等作用。

【原文】 百合病，见于阴者，以阳法救之；见于阳者，以阴法救之。见阳攻阴，复发其汗，此为逆；见阴攻阳，乃复下之，此亦为逆。（第三9）

【语译】 心肺阴虚内热证，诊察病证以阴虚为主，根据病变证机应当选用制阳退热方药；诊察病证以虚热为主，根据病变证机应当选用清热滋阴方药。诊察病证以阳热为主而从阴虚治之，又因类似太阳病而使用发汗方药，这是因治疗引起病证发生变化；诊察以阴虚为主而从阳热，又因类似可下证而使用泻下方药，这也是因治疗引起病证发生变化。

【注释】

百合病：百，多也；合，聚合，汇聚；病，症状表现。即心肺阴虚内热证的表现。

见于阴者：见，诊察，观察；阴，心肺阴虚内热证以阴虚为主。

以阳法救之：治疗虚热证应选用滋阴药，但在用滋阴药时可酌情配伍温阳药，以此才能取得治疗效果。

见于阳者：见，诊察，观察；阳，心肺阴虚内热证以虚热为主。

以阴法救之：治疗心肺虚热证应选用清退虚热药，但在用清退虚热药时可酌情配伍滋阴药，以此才能取得治疗效果。

见阳攻阴：见，诊察；阳，心肺阴虚内热证以热为主；攻，治疗；阴，滋阴药。

复发其汗：复，又；发其汗，心肺阴虚内热证有类似太阳病，类似证不能使用发汗药，用之则导致病证发生变化。

此为逆：逆，因治疗引起病证发生变化，亦即治疗上的错误。

见阴攻阳：见，诊察；攻，治疗；阳，指清虚热药。

乃复下之：乃，然后；复，又；下之，心肺阴虚内热证类似可下证，误用下法则会引起病证发生变化。

【原文】 狐蜃之为病，状如伤寒，默默欲眠，目不得闭，卧起不安，蚀于喉为蜃，蚀于阴为狐，不欲饮食，恶闻食臭，其面目乍赤、乍黑、乍白；蚀于上部则声喝（一作嗄），甘草泻心汤主之。（第三10）

【语译】 湿热疫毒证的表现，有类似太阳病，表情沉默，思欲睡眠，目不能闭合，睡卧站立烦躁不宁，病以咽喉为主者称为蜃，以阴部为主者称为狐，不思饮食，不愿闻到食物气味，病人面目时而红赤，时而暗黑，时而苍白；以咽部口腔症状为主者则声音嘶哑，其治可选用甘草泻心汤。

【注释】

狐蜃之为病：狐，狡猾，引申为病证表现变化多端。蜃，病以溃烂为主。

状如伤寒：状，症状表现；如，像；伤寒，外感太阳病。

默默欲眠：默默，表情沉默；欲，思欲；眠，睡眠。

目不得闭：目，目疾；不得闭，不能闭合睡眠。

卧起不安：卧，躺卧；起，站立；不安，烦躁不宁。

蚀于喉为蜃：蚀，侵袭；于，在；喉，咽喉。

蚀于阴为狐：阴，阴部，前后二阴。

不欲饮食：湿热侵扰脾胃，浊气不降，故不欲饮食。

恶闻食臭：恶，不欲，厌恶；闻，嗅觉；食臭，食物气味。

其面目乍赤、乍黑、乍白：以邪热为主多面赤，以湿邪为主多面白，以湿热蕴结为主多面黑。

蚀于上部则声喝：上部，咽喉，口腔；声，说话声音；喝，喝水音，引申为咽喉声音嘶哑。

【原文】 蚀于下部则咽干，苦参汤洗之。（第三11）

【语译】 湿热疫毒侵袭阴部，病证可有咽喉干燥，其治可选用苦参汤。

【注释】

蚀于下部则咽干：蚀，湿热侵袭；下部，前后二阴；咽干，湿热在下，浊热上攻，消灼阴津，故咽干。

苦参汤：既可辨治湿热下注证，又可辨治湿热外侵证，更可作为辨治湿热证的基础方。

【方药】 苦参汤

苦参十两（30 g）（方药及用量引自《经方辨治疑难杂病技巧》）

上一味，以水二斗半，煮取一斗半，去滓。熏洗，分早晚。（用法引自《经方辨治疑难杂病技巧》）

【药解】 方中苦参燥湿泄浊，清热解毒，使湿热毒邪从小便而去；又能杀虫疗恶疮，除下部湿浊。

【药理】 具有抗真菌，抗病毒，消炎，抗肿瘤，抗过敏，调节心律，抗心肌缺血，增加冠状动脉血流量，降血脂，降尿酸，利尿，调节中枢神经，抗辐射，调节腺体分泌，解除支气管平滑肌痉挛等作用。

【原文】 蚀于肛者，雄黄熏之。（第三12）

【语译】 湿毒侵袭肛门，其治可选用雄黄熏方。

【注释】

蚀于肛者：肛，肛门，肛门溃烂，包括前阴症状。

【方药】 雄黄熏方

雄黄二两（6g）（用量引自《经方辨治疑难杂病技巧》）

上一味，为末，筒瓦二枚合之，烧，向肛熏之。

【药解】 方中雄黄解毒疗疮，燥湿止痒，杀虫驱邪，蠲诸痰疾，善主皮肤诸疾湿毒。

【药理】 具有抗真菌，消炎，抗病毒，抗溃疡，抗肿瘤，抗血吸虫等作用。

【原文】 病者脉数，无热，微烦，默默，但欲卧，汗出，初得之三四日，目赤如鸠眼；七八日，目四眦黑若能食者，脓已成也，赤小豆当归散主之。（第三13）

【语译】 病人脉数，没有发热，轻微心烦，表情沉默，仅欲躺卧，汗出，病初三四日，目红赤如斑鸠眼目；病情演变至七八日，眼目四周为黑色。若病人饮食尚可，病已溃烂成脓，其治可选用赤小豆当归散。

【注释】

病者脉数：正气积极抗邪。

无热：没有发热症状。

微烦：病变证机为正虚邪扰于心。

默默：病变证机为湿浸淫肆虐神明。

但欲卧：但，仅仅；欲，想。病变证机为湿困壅滞气机。

汗出：病变证机为湿浊淫于外。

初得之三四日：初得之，虚湿瘀证初期；三四日，病程较短。

目赤如鸠眼：目赤，目红；如，像；鸠，斑鸠；鸠眼，眼睛色泽鲜红。

七八日：虚湿瘀证发展演变多日不愈。

目四眦黑：目，眼目；四眦，四周；黑，色泽晦暗。

若能食者：湿浊浸淫上下，脾胃之气未被侵扰。

脓已成也：湿浊聚结，灼腐阴血变生为脓。

【方药】 赤小豆当归散

赤小豆浸，令芽出，曝干，三升（72g）　　当归十两（30g）

上二味，杵为散，浆水服方寸匕，日三服。

【药解】 方中赤小豆清热解毒，散恶血而止血，补血和经，渗湿排脓。当归补血活血，使瘀血得去，新血得生。

【药理】 具有增强机体免疫功能，调节胃肠道蠕动，促进造血功能，促进血小板聚集，抗自由基损伤，抗衰老，抗疲劳，改善微循环，抗溃疡，抗过敏等作用。

【原文】 阳毒之为病，面赤斑斑如锦纹，咽喉痛，唾脓血，五日可治，七日不可治，升麻鳖甲汤主之。（第三14）

【语译】 毒热阳郁证的表现，面色红赤成片状，犹如红中夹淡黄色的彩色条纹，咽喉疼痛，咯唾脓血，应及早从医可治，迁延时日难治，可选用升麻鳖甲汤。

【注释】

阳毒之为病：阳，热也；阳毒，毒热阳郁证；病，病证表现。

面赤斑斑如锦纹：面赤，面色红赤；斑斑，色红赤成片状；锦纹，红中夹淡黄色的彩色条纹。

唾脓血：病变证机是湿热灼腐脉络。

五日可治：五日，约略之辞，即病程较短，治病宜早不宜晚。

七日不可治：七日，约略之辞，即病程较长，病重邪深较难治。

【方药】 升麻鳖甲汤

升麻二两（6g） 当归一两（3g） 蜀椒炒，去汗，一两（3g） 甘草二两（6g） 雄黄研，半两（1.5g） 鳖甲炙，手指大一枚（10g）

上六味，以水四升，煮取一升。顿服之。老小再服，取汗。

【药解】 方中升麻清热凉血，化瘀解毒，透达郁阳。鳖甲入血清热，入络散结，软坚消肿止痛。当归养血活血。蜀椒解郁结，通阳气，使热毒因阳通而散。雄黄攻毒解毒。甘草清热泻火而解百毒。

【药理】 具有调节造血功能，改善微循环，增强机体免疫功能，抗氧化，改善心肝肺肾功能，调节周围神经，调节内分泌，调节代谢，消炎，抗病毒，抗过敏等作用。

【原文】 阴毒之为病，面目青，身痛如被杖，咽喉痛，五日可治，七日不可治，升麻鳖甲汤去雄黄蜀椒主之。（第三15）

【语译】 热毒血证的表现，面目色泽青紫，身体疼痛如用拐杖毒打一样，咽喉疼痛，应及早从医可治，迁延时日难治，可选用升麻鳖甲汤去雄黄蜀椒主之。

【注释】

阴毒之为病：阴，血也；阴毒，热毒蕴结在血。

面目青：面目，面色目色；青，色泽青紫。

身痛如被杖：如，像；被，用；杖，拐杖，泛指木棒等物。

【方药】 升麻鳖甲去雄黄蜀椒汤

升麻二两（6g）　当归一两（3g）　甘草二两（6g）　鳖甲
炙，手指大一枚（10g）

上四味，以水四升，煮取一升。顿服之。老小再服，取
汗。

【药解】　方中升麻清热解毒，凉血散瘀。鳖甲软坚散
结，化瘀和阴。当归补血和阴，活血化瘀。甘草泻火解毒，
清热泻邪，并调和诸药。

【药理】　同升麻鳖甲汤。

第四章
疟病脉证并治第四

【原文】 师曰：疟脉自弦，弦数者，多热；弦迟者，多寒；弦小紧者，下之差；弦迟者可温之；弦紧者可发汗、针灸也；浮大者可吐之；弦数者风发也，以饮食消息止之。（第四1）

【语译】 老师说：疟病脉本来多弦，弦夹数者，病变证机多为热；弦夹迟者，病变证机多为寒；弦夹小紧者，其治可选用下法；弦夹迟者，其治可用温法；弦夹紧者，其治可用汗法、针灸；脉浮大者，其治可用吐法；弦夹数的病变证机是风热，其治可以酌情配合饮食疗法。

【注释】

疟脉自弦：疟，疟病；自，本来，本有。

弦数者风发也：发，发生，引起。

以饮食消息止之：饮食，饮食疗法；消息，酌情；止，停止，引申为治疗。

【原文】 病疟以月一日发，当以十五日愈；设不差，

当月尽解；如其不差，当云何？师曰：此结为癥瘕，名曰疟母，急治之，宜鳖甲煎丸。（第四2）

【语译】 疟疾在特定情况下，每月发作一次，可在十五日左右向愈或缓解；假如没有向愈，三十日左右诸症状可向愈或缓解；假如疟疾仍未向愈，这又是什么原因引起的？老师说：此病变症结是癥瘕，所以命名为疟母，当急急治之，可选用鳖甲煎丸。

【注释】

病疟以月一日发：病，患病；以月，每月；一日，一次。

当以十五日愈：当，可能；愈，病向愈或缓解。

设不差：设，假如；差，病愈或好转。

当月尽解：月，三十日左右；尽，诸症状向愈或缓解。

当云何：当，担任，承担，引申为引起；云，缘由，原因；何，什么。

此结为癥瘕：结，症结；癥，积也；瘕，聚也。

疟母：母，繁殖，再生，引申为疟疾顽固，久治不愈。

【方药】 鳖甲煎丸

鳖甲炙，十二分（36g）　乌扇烧，三分（9g）　黄芩三分（9g）　柴胡六分（18g）　鼠妇熬，三分（9g）　干姜三分（9g）　大黄三分（9g）　芍药五分（15g）　桂枝三分（9g）　葶苈熬，一分（3g）　石韦去毛，三分（9g）　厚朴三分（9g）　牡丹去心，五分（15g）　瞿麦二分（6g）　紫葳三分（9g）　半夏一分（3g）　人参一分（3g）　䗪虫熬，五分（15g）　阿胶炙，三分（9g）　蜂窝炙，四分（12g）　赤硝十二分（36g）　蜣螂熬，六分（18g）　桃仁二分（6g）

上二十三味，为末，取煅灶下灰一斗，清酒一斛五斗，浸灰，候酒尽一半，着鳖甲于中，煮令泛烂如胶漆，绞取汁，内诸药，煎如丸，如梧子大，空心服七丸。日三服。

【药解】　方中鳖甲软坚散结，入经入络而溃坚，并经灶下灰、清酒炮制以增消痕破积、活血祛瘀、通经止痛之效。桂枝通经化瘀消积。赤硝破坚散结，主脏腑积聚、结固、留瘕。䗪虫破血逐瘀，善主血积癥瘕、血闭、坚积。大黄泻邪祛瘀。半夏燥湿化痰。阿胶滋阴养血。人参补益正气。干姜温达阳气。柴胡疏利气机。瞿麦利痰水化瘀。乌扇（射干）降泄痰浊，散结气，兼清瘀郁之热毒。葶苈子破坚逐邪，利痰饮。芍药养血入络化瘀。桃仁破血化瘀，通经。鼠妇破血逐瘀，溃癥瘕。蜣螂化瘀破积，消血闭。紫葳化痰消血块。牡丹皮散瘀通经，畅利脉络。石韦利水祛湿。厚朴行气下气消痰。黄芩清热解郁热毒邪。蜂窝祛寒热毒邪，更解瘀痰之毒。

【药理】　具有保肝利胆，调节内分泌，对心脏功能所处状态双向调节，增加血流量，保护心脑血管，抑制血小板聚集，抑制血栓形成，降血压，降血脂，抗心脑缺氧，抗心肌缺血，抗心律失常，改善微循环，抗组织纤维化，抗硬化，抗增生，抗疟原虫，抗肿瘤等作用。

【原文】 师曰：阴气孤绝，阳气独发，则热而少气烦冤，手足热而欲呕，名曰瘅疟。若但热不寒者，邪气内藏于心，外舍分肉之间，令人消铄脱肉。（第四3）

【语译】 老师说：阴津损伤较明显，阳热盛实较突出，则身热，少气，心胸烦热似有冤屈难伸，手足烦热，常常想呕吐，这叫作热疟。假如疟疾仅发热而不怕冷，病变证机是邪热蕴结于血脉，在外邪气侵犯于肌肉之间，使人阴津损耗，肌肉消瘦。

【注释】

阴气孤绝：阴气，阴津；孤，突出；绝，损伤。

阳气独发：阳气，邪热；独，盛实；发，突出。

则热而少气烦冤：热，身热；烦，心胸烦乱；冤，冤屈难伸。

名曰瘅疟：瘅，热；瘅疟，疟疾热证。

若但热不寒者：瘅疟的表现特点是只热不寒。

邪气内藏于心：邪气，温热邪气；藏，潜伏，蕴结；心，血脉。

外舍分肉之间：舍，浸淫；分肉，肌肉。

令人消铄脱肉：令，使；消铄，消灼阴津；脱肉，肌肉消瘦。

【原文】 温疟者，其脉如平，身无寒但热，骨节疼烦，时呕，白虎加桂枝汤主之。（第四4）

【语译】 温疟证的表现，脉象未发生明显异常变化，身不怕冷仅怕热，骨节疼痛烦扰不宁，时有呕吐，其治可选用白虎加桂枝汤。

【注释】

温疟者：热疟，也即瘅疟。

其脉如平：脉象没有发生明显异常变化，或脉仍是疟疾之脉即弦脉。

身无寒但热：无寒，不怕冷；但热，仅怕热。

骨节疼烦：烦，心烦，指疼痛烦扰不宁。

白虎加桂枝汤：既可辨治温疟证，又可辨治热痹证。

【方药】 白虎加桂枝汤

知母六两（18g） 石膏碎，一斤（48g） 甘草炙，二两（6g） 粳米六合（18g） 桂枝去皮，三两（9g）

上锉，每五钱，水一盏半，煎至八分，去滓。温服，汗出愈。

【药解】 方中知母清热除烦，滋阴润燥，和利关节。桂枝解肌和营卫，走关节利机关，通利血脉。石膏清透肌肤骨节郁热。粳米补中益气，顾护正气。甘草益气补中，使正气极力驱除邪气，兼防寒凉药伤胃。

【药理】 具有调节汗腺分泌，调节中枢神经，调节心律，抗心脑缺氧，抗心肌缺血，调节水、电解质代谢，调节钠、钾代谢，调节体温中枢，消炎，抗过敏，抗病毒，抗肿瘤，抗风湿等作用。

【原文】 疟多寒者，名曰牡疟，蜀漆散主之。（第四5）

【语译】 疟病的症状表现以寒为主，这样的疟疾叫作牡疟，其治可选用蜀漆散。

【注释】

疟多寒者：疟，疟病，病变证机是阳郁内结；寒，症状表现以寒为主。

名曰牡疟：牡，雄性，阳也；疟，疟病；牡疟，阳郁疟病。

【方药】 蜀漆散

蜀漆洗，去腥 云母烧二日夜 龙骨等分

上三味，杵为散，未发前以浆水服半钱。温疟加蜀漆半分，临发时，服一钱匕。

【药解】 方中蜀漆宣发郁阳，降泄痰饮，清泻邪热。龙骨化痰清热，养精神，定魂魄，逐邪气。云母泄邪涤痰，镇摄降泄，安和精神。

【药理】 具有抗疟原虫，抗病毒，消炎，抗肿瘤，解热，降血压，抗风湿，镇静，调节中枢神经，调节心律，调节腺体分泌，调节水、电解质代谢，降尿酸，调节肾功能，增强机体免疫功能等作用。

第五章
中风历节病脉证并治第五

【原文】 夫风之为病，当半身不遂，或但臂不遂者，此为痹。脉微而数，中风使然。（第五1）

【语译】 在通常情况下，风邪引起的病证表现，常常有半身不遂，或者仅仅是肩臂活动不利，这叫作痹证，假如脉微而数，这是风从内生所致。

【注释】

夫风之为病：外风侵袭而引起的病证，或是风从内生而引起的病证。

当半身不遂：外风、内风均可引起半身活动不利。

或但臂不遂者：但，仅仅；臂，肩臂；不遂，活动不利。

此为痹：痹，痹阻不通，或疼痛。

脉微而数：微，主虚；数，主风主热。

中风使然：中风，风从内生；使，导致，引起；然，这样的病证。

【原文】 寸口脉浮而紧，紧则为寒，浮则为虚，寒虚相搏，邪在皮肤；浮者血虚，络脉空虚，贼邪不泻，或左或右；邪气反缓，正气即急，正气引邪，㖞僻不遂。

邪在于络，肌肤不仁；邪在于经，即重不胜；邪入于腑，即不识人；邪入于脏，舌即难言，口吐涎。（第五2）

【语译】 寸口脉浮而紧，脉紧主寒邪侵袭，脉浮主正气虚弱，寒邪与正气相互搏结，寒邪侵袭病变部位在皮肤；脉浮多主血虚，络脉营卫之气虚弱，邪气留结而不去，或侵犯左侧或侵犯右侧，邪气所致肌肤筋脉缓纵而不用且似正常，正气即刻奋起抗邪御外，正气牵引邪气相争于一侧，则口眼㖞斜，活动受限。

邪气侵袭络脉，肌肤麻木不仁；邪气侵袭经脉，即身体沉重不能正常活动；邪气侵袭于腑，即神志不清；邪气侵袭于脏，舌头僵硬，语言不利，口吐涎沫。

【注释】

紧则为寒：脉紧主寒邪侵袭。

浮则为虚：浮，脉浮无力，主正气虚弱。

寒虚相搏：寒，寒邪；虚，正气。寒邪与正气相互搏结。

邪在皮肤：邪气侵袭病变部位在肌表，病情较浅。

浮者血虚：浮，脉浮，浮而无力。

络脉空虚：空虚，营卫之气虚弱。

贼邪不泻：贼，虚邪贼风；贼邪，风变为邪；不泻，不除。

或左或右：邪气侵袭因人不同，侵袭的病变部位也不尽相同。

邪气反缓：邪气所侵袭的病变部位出现筋脉缓纵不收。

正气即急：急，急急，迅速，即正气即刻奋起抗邪。

正气引邪：引，牵引。

㖞僻不遂：㖞，歪斜；僻，偏向一侧；不遂，活动不利。

邪在于络：病邪侵袭肌表络脉，病情较轻。

肌肤不仁：邪气侵入引起肌肤麻木不仁。

邪在于经：病邪侵袭肌表经脉，病情较重。

即重不胜：即，随即；重，沉重；不胜，不能行使正常活动功能。

邪入于腑：病邪侵入于腑。

即不识人：即，时间比较短；识，识别；不识人，神志不清。

邪入于脏：病邪侵袭于脏。

舌即难言：舌，舌僵硬不灵活；难言，语言不利。

口吐涎：气虚不能固摄阴津而外溢。

【原文】 寸口脉迟而缓，迟则为寒，缓则为虚；营缓则

第五章 中风历节病脉证并治第五

为亡血，卫缓则为中风。邪气中经，则身痒而瘾疹；心气不足，邪气入中，则胸满而短气。（第五3）

【语译】 寸口脉迟而缓，脉迟多主寒滞，脉缓多主正虚；营虚多血虚，卫虚易被外邪侵袭。邪气侵袭于经脉，则身体痛痒，皮肤瘾疹；心气虚弱，邪气侵入而发病，则胸满、短气。

【注释】

寸口脉迟而缓：迟，一息不足四至；缓，脉体形态缓纵。

迟则为寒：寒，外寒侵袭。

缓则为虚：虚，营卫气血虚。

营缓则为亡血：缓，缓缓，引申虚弱；营缓，营虚；亡血，血虚。

卫缓则为中风：卫缓，卫虚；中风，风邪侵袭。

邪气中经：邪气，外邪；中，侵袭；经，经脉。

则身痒而瘾疹：身痒，外邪侵袭肌肤营卫；瘾疹，皮肤疹团瘙痒时隐时起。

心气不足：不足，失调，并非局限于虚弱。

邪气入中：入，侵入；中，发病。

【原文】 寸口脉沉而弱，沉即主骨，弱即主筋，沉即为肾，弱即为肝。汗出入水中，如水伤心，历节黄汗出，故曰

历节。（第五4）

【语译】 寸口脉沉而弱，脉沉主病变在骨，弱脉主病变在筋，脉沉主病位在肾，脉弱主病位在肝。又，汗出之时入水中洗浴，似水邪伤及血脉，关节疼痛，汗出色泽偏黄，这样的病叫作历节。

【注释】

沉即主骨：骨，骨节间病变。

弱即主筋：筋，筋脉间病变。

沉即为肾：肾，骨节间病变可从肾治。

弱即为肝：肝，筋脉间病变可从肝治。

汗出入水中：汗出，正在出汗之时；入水中，进入水中洗浴。

如水伤心：如，似也；水，水邪；心，血脉。

历节黄汗出：历节，关节筋脉疼痛；黄汗，汗出色黄。

【原文】 趺阳脉浮而滑，滑则谷气实，浮则汗自出。（第五5）

【语译】 趺阳脉浮而滑，脉滑主正气充实并能积极抗邪，脉浮主湿热熏蒸津液则汗自出。

【注释】

趺阳脉浮而滑：趺阳脉，又称冲阳脉。仲景诊脉部位之一，即足背胫前动脉搏动处，属足阳明胃经，当今诊脉以寸口为主。

滑则谷气实：谷气，正气；实，充实。

浮则汗自出：病变证机非因正气虚弱不固，乃因湿热熏蒸。

【原文】 少阴脉浮而弱，弱则血不足，浮则为风，风血相搏，即疼痛如掣。（第五6）

【语译】 少阴脉浮而弱，脉弱主血不足，脉浮主风邪，风邪侵袭于血并与之相结，即关节疼痛如牵拉一样。

【注释】

少阴脉浮而弱：少阴，心阴，心肾。

弱则血不足：弱，脉弱；血不足，血虚。

浮则为风：浮，脉浮；风，风邪为患。

风血相搏：风血，风邪侵袭于血；相搏，风与血相互阻结不通。

即疼痛如掣：掣，牵拉。

【原文】 盛人脉涩小，短气，自汗出，历节痛，不可屈伸，此皆饮酒汗出当风所致。（第五7）

【语译】 肥胖之人脉涩小，气短不足一息，汗自出，关节疼痛，不能屈伸，这些病证表现是因饮酒汗出又被风邪侵袭所致。

【注释】

盛人脉涩小：盛，非强盛之盛，而是肥胖之人。

历节痛：历节，骨节，关节。

此皆饮酒汗出当风所致：此，这也；当，被也；风，风邪侵袭。

【原文】 诸肢节疼痛，身体尪羸，脚肿如脱，头眩，短气，温温欲吐，桂枝芍药知母汤主之。（第五8）

【语译】 全身诸多关节疼痛，肢体关节肿大且肌肉消瘦，足及小腿肿大、麻木犹如脱离肢体一样，头晕目眩，气短不足一息，心中蕴结欲呕吐，其治可选用桂枝芍药知母汤。

【注释】

诸肢节疼痛：诸，多；肢，肢体；节，关节。

身体尪羸：尪，关节肿大；羸，肌肉消瘦。

脚肿如脱：脚，足也，小腿；肿，肿大；如，犹如；脱，脱离，脱散。

温温欲吐：温温，心中蕴结。

桂枝芍药知母汤：辨阳虚与郁热，审明病变轻重，酌情调整方药用量，使方药能够切中病变证机与病证表现。

【方药】 桂枝芍药知母汤

桂枝四两（12 g） 芍药三两（9 g） 甘草二两（6 g） 麻

黄二两（6g）　生姜五两（15g）　白术五两（15g）　知母四两
（12g）　防风四两（12g）　附子炮，二枚（10g）

上九味，以水七升，煮取二升。温服七合，日三服。

【药解】　方中桂枝温经通阳，利血脉，化瘀滞，散寒
气，调营卫。芍药养血柔筋脉，养阴清热。知母清热除烦，
滋阴润燥，和利关节。麻黄宣发毛窍，通利关节。附子温阳
散寒，驱逐阴寒。防风祛风散寒，胜湿止痛。生姜散寒祛
风。白术祛风湿，健脾益气。甘草益气和关节。

【药理】　具有抗风湿，消炎，抗过敏，抗病毒，抗氧
化，抗心肌缺血，抗心脑缺氧，改善微循环，增强机体免疫
功能，强心，调节心律，促进造血功能，解除支气管平滑肌
痉挛，调节支气管腺体分泌，调节中枢神经和周围神经，调
节内分泌，调节水电解质代谢，降血脂等作用。

【原文】　味酸则伤筋，筋伤则缓，名曰泄；咸则伤骨，
骨伤则痿，名曰枯；枯泄相搏，名曰断泄；营气不通，卫气
独行，营卫俱微，三焦无所御，四属断绝，身体羸瘦，独足
肿大，黄汗出，胫冷；假令发热，便为历节也。（第五9）

【语译】　饮食酸味太过则损伤筋脉，筋脉损伤则行动迟
缓，这样的病证称为筋泄；咸味太过则损伤骨节，骨节损伤
则骨节痿弱失司，这样的病称为骨枯骨枯与筋泄相互为病，
这样的病证称为断泄，即筋弛纵骨痿弱；营气壅滞不与卫气

相通，卫气不与之相和，营卫之气俱虚弱，三焦不能协调，职司脏腑之气充荣营卫，四肢筋骨犹如断绝分离，身体消瘦，唯独足部肿大，汗出色黄，小腿冰冷；假令发热，这是历节。

【注释】

味酸则伤筋：味酸，酸味太过；筋，筋脉。

筋伤则缓：缓，行动迟缓，筋脉缓纵。

名曰泄：泄，损伤，迟缓不用。

咸则伤骨：咸，咸味太过；骨，骨节。

骨伤则痿：痿，痿弱不用。

名曰枯：枯，痿弱，枯痿，失荣。

枯泄相搏：枯泄，骨节痿弱，筋脉迟缓；相搏，筋骨为病，相互影响。

名曰断泄：断，分离，不相连，泄者筋脉缓纵不用。

营气不通：不通，不与卫气相通。

卫气独行：独行，卫气不能与营相和。

营卫俱微：微，虚弱。

三焦无所御：御，主管，职司。

四属断绝：四，四肢；属，关节；断，分离；绝，不相连接。

独足肿大：独，唯独；足，脚。

黄汗出：汗出色黄。

胫冷：胫，小腿，从膝盖到脚跟的一段。

便为历节也：便，即，就；历节，病以疼痛为主。

【原文】 病历节，不可屈伸，疼痛，乌头汤主之。（第五10）

乌头汤方：治脚气疼痛，不可屈伸。（第五10）

【语译】 患有历节病，关节僵硬不能屈伸，疼痛，其治可选用乌头汤。

乌头汤方药可主治关节肿胀疼痛或肌肉溃烂，不能屈伸。

【注释】

病历节：病，患病；历节，以疼痛为主。

不可屈伸：关节僵硬不柔和。

乌头汤方：既可辨治骨节寒证，又可辨治筋脉寒证。

治脚气疼痛：治，主治；脚，足、小腿；脚气，有肿胀、麻木、溃烂等症状。

【方药】 乌头汤

麻黄三两（9g） 芍药三两（9g） 黄芪三两（9g） 甘草炙，三两（9g） 川乌㕮咀，以蜜二升，煎取一升，即出乌头，五枚（10g）

上五味，㕮咀四味，以水三升，煮取一升，去滓。内蜜煎中，更煎之。服七合。不知，尽服之。

【药解】 方中乌头逐寒湿痹，除关节痛，温达气机，通行血脉。黄芪益气固表，补益营卫。麻黄宣发营卫，通理气机，驱散风寒，通利关节。芍药养血补血，缓急止痛。甘草补益中气。

【药理】 具有抗风湿，消炎，抗过敏，抗病毒，抗氧化，抗心肌缺血，抗心脑缺氧，改善微循环，增强机体免疫功能，强心，调节心律，促进造血功能，解除支气管平滑肌痉挛，调节支气管腺体分泌，调节中枢神经和周围神经，调节内分泌，调节代谢等作用。

【原文】 侯氏黑散：治大风，四肢烦重，心中恶寒不足者。（第五11）

【语译】 侯氏黑散主治病证是风从心生，四肢烦困沉重，心中恶寒的病变证机是正气不足，顾护不及。

【注释】

侯氏黑散：根据侯氏黑散方药组成权衡其功用及主治证型。

治大风：大风，大与小相对而言，即风生于内在心则为大风，风从外侵而在表为贼风。"大风"即心脾不足，痰风内生证。

心中恶寒不足：心中，心胸；恶寒，心胸怕冷；不足，正气不足，顾护不及。

【方药】 侯氏黑散

菊花四十分（120g） 白术十分（30g） 细辛三分（9g）
茯苓三分（9g） 牡蛎三分（9g） 桔梗八分（24g） 防风
十分（30g） 人参三分（9g） 矾石三分（9g） 黄芩五分
（15g） 当归三分（9g） 干姜三分（9g） 川芎三分（9g）
桂枝三分（9g）

上十四味，杵为散，酒服方寸匕，日一服，初服二十
日，温酒调服，禁一切鱼肉、大蒜，常宜冷食，在腹中不下
也，热食即下矣，冷食自能助药力。

【药解】 方中人参安精神，定魂魄，止惊悸，除邪气，
开心益智，补脾益气。白术健脾益气，生化气血，滋荣心
脾。牡蛎潜阳平息内风，软坚散结消痰。防风透风于外。茯
苓健脾益心，安神定志。当归养血补心脾。菊花清利头目醒
神。矾石燥湿化痰，善治风痰。桂枝通阳化瘀，通达经气。
干姜温脾阳，益心阳。细辛温阳化饮，温通经气。桔梗宣畅
气机，化痰祛瘀。黄芩制约温热药不伤阴津。川芎行血中之
气。酒能活血行气。

【药理】 具有增加冠脉血流量，提高心肌耗氧量，抗
心肌缺血，降血压，降血脂，解热，消炎，抗病毒，抗自由
基，抗过敏，抗氧化，调节睡眠中枢，调节内分泌，增强机
体免疫功能，抗衰老，抗溃疡，调节胃肠道蠕动等作用。

【原文】　风引汤：除热、瘫、痫。（第五12）

【语译】　风引汤的功用是治疗热证、瘫痪、癫痫。

【注释】

风引汤：根据风引汤方药组成权衡其功用及主治证型。

除热：除，治疗，解除；热，热证。

瘫：瘫痪，病变证机属于热。

痫：癫痫，病变证机属于热。

【方药】　风引汤

大黄四两（12g）　干姜四两（12g）　龙骨四两（12g）　桂枝三两（9g）　甘草二两（6g）　牡蛎二两（6g）　寒水石六两（18g）　滑石六两（18g）　赤石脂六两（18g）　白石脂六两（18g）　紫石英六两（18g）　石膏六两（18g）

上十二味，杵，粗筛，以韦囊盛之，取三指撮，井花水三升，煮三沸。温服一升。

【药解】　方中寒水石清热益阴，制阳熄风。牡蛎平肝潜阳和阴。石膏清热生津，制阳和阴。龙骨平肝潜阳，镇惊安神。紫石英治癫痫，定惊悸。赤石脂养心和肝，益血荣阴，补精生水，制阳亢风动。白石脂养心和肝，补肾涵木。大黄泻热存阴，制阳熄风。滑石清热。桂枝通阳。干姜温阳。甘草益气和中。

【药理】　具有镇静，抑制骨骼肌兴奋，促进血小板聚集，降低血管壁的通透性，消炎，抗病毒，抗过敏，增强机体免疫功能，调节中枢神经和周围神经，调节体温中枢，调节胃肠道蠕动，保护胃肠黏膜，抗溃疡等作用。

【原文】 防己地黄汤：治病如狂状，妄行，独语不休，无寒热，其脉浮。（第五13）

【语译】 防己地黄汤的功用是治疗疾病发作如狂状，身体行动不能自我控制，一人独自言语不休，没有发热恶寒，病人脉浮。

【注释】

防己地黄汤：根据防己地黄汤方药组成权衡其功用及主治证型。

治病如狂状：狂，狂躁不宁。

妄行：妄，为所欲为，无所控制；行，活动，行动。

独语不休：独语，一人独自言语；不休，重复无休止。

【方药】 防己地黄汤

防己一钱（1.5 g）　　桂枝三钱（4.5 g）　　防风三钱（4.5 g）

甘草二钱（3 g）

上四味，以酒一杯，浸之一宿，绞取汁，生地黄二斤，㕮咀，蒸之如斗米饭久，以铜器盛其汁，更绞地黄汁，和，分再服（仲景用量一钱似一钱匕，应用时可在原用量基础上乘以3倍）。

【药解】 方中防己清热降泄通窍。生地黄清热定狂安神，养阴生津凉血。防风疏散透邪于外。桂枝温阳通经，通调阴阳。酒能通行经脉，行气活血。甘草益气和中。

【药理】 具有降血脂，降血压，调节中枢神经，增强免疫功能，强心，保护肾功能，调节血糖，抗炎，抗病毒等作用。

【方药】 头风摩散（第五14）

大附子炮，一枚（8g）　盐等分

上二味，为散，沐了，以方寸匕，已摩疾上，令药力行。

【药解】 方中附子温肾阳，逐寒气，通经气，止疼痛。盐能走筋脉，通血脉，畅经气，散结气。

【药理】 具有强心，抗休克，调节血压，调节心律，抗心肌缺血，抗心脑缺氧，促进血小板聚集，增强心肌收缩力，改善肾功能，调节体温中枢，调节内分泌，调节血管，降血糖，降血脂，镇痛，镇静，抗应激，抗溃疡，调节水液代谢，调节肾上腺皮质功能，利尿，抗自由基，增强机体免疫功能，调节中枢神经和周围神经，消炎，抗病毒，抗过敏等作用。

【原文】 矾石汤：治脚气冲心。（第五15）

【语译】 矾石汤的功用是治脚气湿毒上逆，浸淫肆虐于心胸。

【注释】

矾石汤：根据方药组成权衡其功用与主治证型。

治脚气冲心：脚气，脚溃烂，足肿胀，小腿肿胀；冲，上逆，浸淫；心，以心悸、气喘为主。

【方药】 矾石汤

矾石二两（6g）

上一味，以浆水一斗五升，煎三五沸，浸脚良。

【药解】 方中矾石解毒杀虫，祛湿止痒，善解湿毒，治虫蚀脚肿。浆水煎煮矾石，增强清热解毒、利湿止痒之功。

【药理】 具有对蛋白合成双向调节，促进血小板聚集，抗阴道滴虫，消炎，防腐等作用。

【原文】 崔氏八味丸：治脚气上入，少腹不仁。（第五16）

【语译】 肾气丸的功用是可治脚气上浸，少腹急结或胀满或疼痛。

【注释】

崔氏八味丸：崔氏，姓氏；八味，由八味药所组成。崔氏八味丸，以崔氏命名由八味药组成的方剂；崔氏八味丸又名肾气丸。

治脚气上入：脚气，寒湿夹热毒；上入，上淫侵扰肆虐。

少腹不仁：少腹，包括小腹；仁，相和，相近；不仁，不和，或拘急，或胀满，或疼痛。

【方药】 肾气丸（崔氏八味丸、八味肾气丸）

干地黄八两（24g） 薯蓣（即山药）四两（12g） 山茱萸四两（12g） 泽泻三两（9g） 茯苓三两（9g） 牡丹皮三两（9g） 桂枝一两（3g） 附子炮，一两（3g）

上八味，末之，炼蜜和丸，梧子大，酒下十五丸，加至二十五丸，日再服。

【药解】 方中重用干地黄滋补肾阴，填精益髓。附子温壮阳气，助阳化气。山药补脾益气。桂枝温阳通阳。山茱萸强健筋骨固精。泽泻泻干地黄之滋腻，使补不壅。茯苓既助山药益气，又渗利山药壅滞。牡丹皮既清热养阴，又制约温热药不伤阴。

【药理】 具有抗衰老，改善微循环，调节肾上腺分泌，调节内分泌，调节中枢神经，调节糖代谢，抗突变，降低脑组织脂质过氧化水平，抗动脉硬化，调节血压，调节心律，抗心脑缺氧，抗心肌缺血，抗自由基，增强机体免疫功能，消炎，抗过敏等作用。

第六章
血痹虚劳病脉证并治第六

【原文】 问曰：血痹病从何得之？师曰：夫尊荣人骨弱肌肤盛，重因疲劳汗出，卧不时动摇，加被微风，遂得之。但以脉自微涩，在寸口关上小紧，宜针引阳气，令脉和紧去则愈。（第六1）

【语译】 学生问：血痹病的致病原因有哪些？老师说：在通常情况下，养尊处优的人貌似强壮而本质上则是脏腑之气虚弱，更因劳累过度汗出，睡眠时时有身体转动而不得安宁，又被微弱的外风侵袭，即为气血虚痹证。只是由于原来脉就微涩，在关部脉略微紧，其治宜用针刺或采用激活阳气的方法促进阳气抗邪，使脉气调和，邪气祛除，病可向愈。

【注释】

血痹病从何得之：血痹病，血虚又被风邪侵袭；何，哪些；得，致病原因。

夫尊荣人骨弱肌肤盛：尊，养尊；荣，处优；骨弱，脏腑虚弱；肌肤盛，外表貌似强壮。

重因疲劳汗出：重，更也；疲劳，过度劳累。

卧不时动摇：卧，睡眠；不时，时不时；动摇，身体转动。

加被微风：加，又也；微风，微弱的风邪。

但以脉自微涩：但，只是；以，由于；自，原来。亦即血痹病的致病原因主要是起源于内。

在寸口关上小紧：关上，关部脉；小，略微；紧，紧脉。

宜针引阳气：针，针刺；引，激活；阳气，促进阳气奋起抗邪。

令脉和紧去则愈：令，使也；脉和，脉气调和自如；紧，以紧代邪气，亦即紧非言脉而言邪气。

【原文】 血痹，阴阳俱微，寸口关上微，尺中小紧，外证身体不仁，如风痹状，黄芪桂枝五物汤主之。（第六2）

【语译】 血痹的病变证机是气血营卫俱虚，寸口、关部脉微弱，尺部脉略微紧，外在表现以身体麻木不仁为主，并有身体疼痛，其治可选用黄芪桂枝五物汤。

【注释】

血痹：血虚又被风邪侵扰引起的病证。

阴阳俱微：阴阳，气血，营卫。

寸口关上微：寸口，寸部脉；关上，关部脉；上，部位。

尺中小紧：尺中，尺部脉；小，略微。

外证身体不仁：外证，身体外在表现；不仁，麻木不仁。

如风痹状：如，像，类似；风痹，以关节肌肉疼痛为主。

黄芪桂枝五物汤：既可辨治病变部位在营卫气血，又可辨治病变部位在脏腑，其病变证机是气血虚弱。

【方药】 黄芪桂枝五物汤

黄芪三两（9g） 芍药三两（9g） 桂枝三两（9g） 生姜六两（18g） 大枣十二枚

上五味，以水六升，煮取二升。温服七合，日三服。

【药解】 方中黄芪补气益卫。桂枝温达阳气，通畅气血。芍药养血补血，敛阴和营。生姜温通阳气，散寒通经。大枣益气补中，生化气血。

【药理】 具有增强机体免疫功能，促进造血功能，调节心律，抗自由基损伤，抗衰老，抗疲劳，改善微循环，调节中枢神经，调节内分泌，调节代谢，抗过敏等作用。

【原文】 夫男子平人，脉大为劳，极虚亦为劳。（第六3）

【语译】 在通常情况下，男子（女子）虚弱，患病后外表如同正常人，根据其脉大无力可辨为虚劳，极度虚弱亦是虚劳的常见表现。

【注释】

夫男子平人：男子，包括女子在内；平人，正常人，类似正常人。

脉大为劳：脉大，脉大而无力；劳，虚弱性疾病，久而不愈称为劳。

极虚亦为劳：极虚，脉极度虚弱。

【原文】 男子面色薄者，主渴及亡血，卒喘悸，脉浮者，里虚也。（第六4）

【语译】 男子（包括女子）面色无光泽，病变证机是津亏及血虚，即有气喘、心悸，脉浮者，病变证机是心肺虚弱。

【注释】

男子面色薄者：薄，淡薄，无光泽。

主渴及亡血：主，指病变证机；渴，阴津损伤；亡血，血虚。

卒喘悸：卒，突然，即有；喘，气喘；悸，心悸。

脉浮者：浮，脉浮而无力。

里虚也：里，指心肺。

【原文】 男子，脉虚、沉、弦，无寒热，短气，里急，

小便不利，面色白，时目瞑，兼衄，少腹满，此为劳使之然。（第六5）

【语译】 男子（包括女子），脉虚，或脉沉，或脉弦，无寒热，气短不足一息，胸胁脘腹拘急，小便不利，面色萎白或苍白，或时有畏光闭目，可有衄血，少腹胀满，这是虚劳的病证表现。

【注释】

沉：指脉沉。

弦：指脉弦，既主虚证，也主实证，当因人而辨。

无寒热：无，没有；寒热，偏义词复用，重在寒。即阴虚病证表现本无恶寒症状。

面色白：阴血虚以血虚为主，面色以萎白或苍白为主。

时目瞑：阴血虚以虚热为主，两目常有闭目畏光。

兼衄：兼，可能有；衄，出血。

少腹满：少腹，包括小腹。

此为劳使之然：此，这；劳，虚劳；使，引起，导致。

【原文】 劳之为病，其脉浮大，手足烦，春夏剧，秋冬瘥，阴寒精自出，酸削不能行。（第六6）

【语译】 虚劳的病证表现，脉浮大无力，手足烦热，春夏症状加重，秋冬趋于缓解，伤及阳气则阴精不能固藏，肢体酸楚不能正常活动。

【注释】

劳之为病：劳，虚劳；病，病证表现。

其脉浮大：浮大，浮大无力。病变证机是阴血虚弱，虚阳浮越于外。

手足烦：烦，烦热。病变证机是阴虚不制阳，阳化为热，热郁四肢。

春夏剧：春夏为阳生，阳化为热而伤阴，阴血虚于春夏加剧。

秋冬瘥：秋冬为阴，阴能制阳热，手足烦热得以缓解。

阴寒精自出：病变证机是阴血虚而伤阳，阳虚不能固精，则精自出。

酸削不能行：病变证机是阳虚不温，阴虚不滋，肢体软弱不用。

【原文】 男子，脉浮弱而涩，为无子，精气清冷。（第六7）

【语译】 虚劳男子（包括女子），脉浮弱而涩，多为不育症，阴精清稀，阳气虚弱而生寒。

【注释】

为无子：无，没有；子，子女；无子，不育症。

精气清冷：精，阴精；气，阳气；清，清稀；冷，寒也。

【原文】 夫失精家，少腹弦急，阴头寒，目眩，发落，脉极虚芤迟，为清谷，亡血，失精。脉得诸芤动微紧，男子失精，女子梦交，桂枝加龙骨牡蛎汤主之。（第六8）

【语译】 在通常情况下，阴精亏损久而不愈，少腹弦急，阴部寒冷，目眩，头发脱落，脉虚弱且伴有芤迟，病变证机多是肾阳虚弱，阴津损伤，阴精亏损。如果脉是芤动微紧并见，更主男子遗精、女子梦交，其治可选用桂枝加龙骨牡蛎汤。

【注释】

失精家：失精，阴精亏损，或遗精；家，经久不愈。

少腹弦急：弦急包括疼痛、胀满、拘紧、挛急等。

阴头寒：阴头，或泛指男女阴部，或指男子阴茎。

发落：发，头发；落，脱落。

脉极虚芤迟：极，非常明显；芤迟，脉形中空虚弱且非常明显。

为清谷：清谷，原为泻下不消化食物，引申为肾阳虚弱，不能温化水谷。

亡血：亡，损也。即阴血损伤亏虚。

失精：失，损失，亏损；精，精血，阴精。

脉得诸芤动微紧：得，出现；诸，可有多种脉象形态并见，或单独出现；动，脉搏动较明显；微，微脉；紧，脉紧。

男子失精：失精，遗精，或阴精亏损。

女子梦交：梦交，梦中有性生活。

【方药】 桂枝加龙骨牡蛎汤

桂枝　芍药　生姜各三两（9ɡ）　甘草二两（6ɡ）　大枣十二枚　龙骨　牡蛎各三两（9ɡ）

上七味，以水七升，煮取三升。分温三服。

【药解】 方中桂枝温补心阳而下固于肾。牡蛎固涩肾气，敛精止遗。芍药收敛阴气，补血育阴，和畅血脉。生姜宣通上下，交通阴阳，温阳散寒。龙骨安神定志，使神明收藏于下以固肾精。大枣、甘草，益气和中。

【药理】 具有调节睡眠中枢，调节内分泌，增强机体免疫功能，抗衰老，抗溃疡，消炎，抗过敏，调节心律，抗氧化，调节胃肠道蠕动等作用。

【原文】 男子平人，脉虚弱细微者，喜盗汗出也。（第六9）

【语译】 男子（包括女子）貌似正常人，其脉虚弱且细微，常盗汗出。

【注释】

脉虚弱细微者：虚弱，阳虚；细微，阳虚之甚。

喜盗汗出也：喜，常常，常有；盗汗，夜间汗出。

【原文】 人年五六十，其病脉大者，痹侠背行，若肠鸣，马刀侠瘿者，皆为劳得之。（第六10）

【语译】 人到五六十岁，脉浮无力，麻木或疼痛的部位在胸背腰骶，肠鸣，腋下夹有痰核、瘿瘤、瘰疬，这都是虚劳患有的病。

【注释】

人年五六十：年，年龄；五六十，五六十岁。

其病脉大者：其，病人；病，患病；脉大，脉大无力。

痹侠背行：痹，麻木，疼痛；侠，夹有；背，胸背腰骶；行，病变部位。

马刀侠瘿者：马刀，腋下；瘿，即痰核、瘿瘤、瘰疬。

【原文】 脉沉小迟，名脱气，其人疾行则喘喝，手足逆寒，腹满，甚则溏泄，食不消化也。（第六11）

【语译】 脉沉小迟，病变证机是正气虚脱，病人若快速行走有张口呼吸，手足逆冷，脘腹胀满，严重者可有大便溏泄不止，饮食不能消化。

【注释】

脉沉小迟：沉小迟皆无力。

名脱气：名，主；脱气，正气虚脱。

其人疾行则喘喝：疾行，快速行走；喘喝，张口呼吸。

甚则溏泄：甚，严重；溏泄，大便溏泄不止。

食不消化也：食，饮食；不消化，大便中夹有不消化食物。

【原文】 脉弦而大，弦则为减，大则为芤，减则为寒，芤则为虚，虚寒相搏，此名为革；妇人则半产漏下，男子则亡血失精。（第六12）

【语译】 脉弦而大，弦为精血亏虚，大为脉形中空，精血亏虚多主寒，脉形中空多主虚，精血亏虚与阴寒相互搏结，这样的脉形叫作革脉；女子可能有半产漏下，男子可能有血虚少精。

【注释】

脉弦而大：脉轻按则弦大，重按则中空无力。

弦则为减：弦，弦脉；减，少也，精血亏虚。

大则为芤：大，大脉；芤，脉形外硬且中空虚。

减则为寒：精血亏虚而生寒。

芤则为虚：芤脉多主虚弱病变证机。

虚寒相搏：虚，正气不足，精气亏虚；寒，阴寒内生。

此名为革：脉浮取则硬，重按中空无力，叫作革脉。

妇人则半产漏下：半产，流产；漏下，月经经久不止。

男子则亡血失精：亡血，血虚；失，丢失；失精，遗精，精伤。

【原文】 虚劳里急，悸，衄，腹中疼，梦失精，四肢酸疼，手足烦热，咽干，口燥，小建中汤主之。（第六13）

【语译】 气血虚弱，胸胁脘腹拘急，心悸，衄血，腹中疼痛，梦中有性生活，四肢酸楚疼痛，手足烦热，咽喉干燥，其治可选用小建中汤。

【注释】

虚劳里急：虚劳，气血虚弱；里，胸胁脘腹之内在脏腑；急，拘急挛紧。

悸：心悸，或胃中筑筑然悸动不安。

衄：出血。

腹中疼：腹，包括胃脘。

梦失精：梦中有性生活，因虚热内扰所致。

手足烦热：烦，烦扰不宁；热，自觉发热。

【原文】 虚劳里急，诸不足，黄芪建中汤主之。（第六14）

【语译】 脾胃虚寒证以气虚为主的表现，脘腹拘急或疼痛，病变证机是气血虚弱，寒从内生，其治可选用黄芪建中汤。

【注释】

虚劳里急：虚劳，脾胃虚寒；里急，脘腹拘急。

诸不足：诸，多；不足，虚弱。亦即脾胃虚寒可引起诸多病证表现。

黄芪建中汤：凡是虚寒以气虚为主，均可选择黄芪建中汤，不能局限于脾胃。

【方药】 黄芪建中汤

桂枝去皮，三两（9 g）　　甘草炙，二两（6 g）　　芍药六两（18 g）　　生姜切，三两（9 g）　　大枣擘，十二枚　　胶饴一升（70 mL）　黄芪一两半（4.5 g）

上七味，以水七升，煮取三升，去滓。内饴，更上微火消解。温服一升，日三服。呕家，不宜用建中汤，以甜故也。气短，胸满者，加生姜；腹满者，去枣，加茯苓一两半；及疗肺虚损不足，补气加半夏三两。

【药解】 方中黄芪补益脾胃，建立中气，生化气血。胶饴补脾之虚，缓脾之急，建立中气，善于补血。芍药养血补血，缓急止痛。桂枝温阳化气。生姜温暖脾胃。大枣、甘草，补益脾胃，和合中气。

【药理】 具有保护胃黏膜，调节胃肠道蠕动，抗胃肠溃疡，抗氧化，抗心脑缺氧，增强机体免疫功能，改善肾功能，降低血中胆碱酯酶活性，改善内脏副交感神经，对中枢神经双向调节，降低胃张力，降血糖，调节呼吸中枢，强心，促进血小板聚集，促进排卵，促进精子生成及运动等作用。

【原文】 虚劳，腰痛，少腹拘急，小便不利者，八味肾气丸主之。（第六15）

【语译】 肾阴阳俱虚证的表现，腰痛，少腹拘急或疼痛，小便不利，其治可选用肾气丸。

【注释】

虚劳：肾阴阳俱虚证。

腰痛：包括腰椎、肾、男科、妇科诸多病变引起的腰痛。

少腹拘急：少腹，包括小腹；拘急，包括疼痛胀满。

小便不利：包括小便少、小便不爽。

肾气丸：既可辨治病变部位在肾，又可辨治病变部位在头、胸等。

【原文】 虚劳，诸不足，风气百疾，薯蓣丸主之。（第六16）

【语译】 阴阳气血俱虚，营卫脏腑均虚弱的情况，以及外邪导致的诸多病证，其治可以选用薯蓣丸。

【注释】

虚劳：阴阳气血俱虚证。

诸不足：诸，气血阴阳营卫脏腑；不足，虚弱。

风气百疾：风气，泛指外邪；百疾，诸多病证表现。

【方药】 薯蓣丸

薯蓣三十分（90 g） 当归 桂枝 曲 干地黄 豆黄卷各十分（30 g） 甘草二十八分（84 g） 人参七分（21 g） 川芎 芍药 白术 麦门冬 杏仁各六分（18 g） 柴胡 桔梗 茯苓各五分（15 g） 阿胶七分（21 g） 干姜三分（9 g） 白蔹二分（6 g） 防风六分（18 g） 大枣百枚为膏

上二十一味，末之，炼蜜为丸，如弹子大，空腹酒服一丸，一百丸为剂。

【药解】 方中重用薯蓣（山药）健脾益气，化阴助阳。人参大补元气，安神定志。白术健脾益气，燥湿和中。茯苓健脾益气，渗利湿浊。干地黄滋补阴血，兼清虚热。当归养血生新，活血化瘀。白芍补血敛阴，益脾通络。川芎走上达下，行血理气。阿胶补血化阴。干姜温阳散寒。麦冬滋阴清热。杏仁肃降肺气。桂枝、防风，解肌散邪，调和营卫。白蔹清热解毒。桔梗清宣肺气。豆黄卷清热解表，并利湿邪。柴胡调理气机。曲（神曲）健脾和胃消食。五灵脂、蒲黄，活血化瘀。大枣、甘草，补中益气，并调和诸药。

【药理】 具有调节内分泌，调节中枢神经和周围神经，调节胃肠道蠕动，调节心律，调节支气管腺体分泌，调节水、电解质代谢，调节水、钠、钾代谢，调节造血功能，改善血液运行状态，调节心、肝、肾、肺功能，调节骨代谢，增强机体免疫功能，抗心脑缺血，抗心脑缺氧，抗自由基，抗衰老，抗氧化，抗肿瘤，抗突变，抗菌，抗病毒，抗过敏，抗风湿等作用。

【原文】 虚劳，虚烦，不得眠，酸枣仁汤主之。（第六17）

【语译】 心肝阴血虚证的表现是心烦，不得眠，其治可选用酸枣仁汤。

【注释】

虚劳：指心肝阴血虚证。

虚烦：虚，阴血虚；烦，心胸烦热，或手足心热。

不得眠：失眠。

酸枣仁汤：既可辨治心肝阴血虚之失眠，又可辨治心肝阴血虚之耳鸣、头晕。

【方药】 酸枣仁汤

酸枣仁二升（48g） 甘草一两（3g） 知母二两（6g） 茯苓二两（6g） 川芎二两（6g）

上五味，以水八升，煮酸枣仁，得六升，内诸药，煮取三升，分温三服。

【药解】 方中酸枣仁补血益肝，舍魂安神。茯苓健脾益气，宁心安神。川芎行血和血。知母清热除烦，滋阴退热。甘草益气和中。

【药理】 具有调节中枢神经和周围神经，抗惊厥，升高白细胞，改善甲状腺功能，增强机体免疫功能，调节心律，调节内分泌，调节代谢等作用。

【原文】 五劳，虚极羸瘦，腹满，不能饮食，食伤，忧伤，饮伤，房室伤，饥伤，劳伤，经络营卫气伤，内有干血，肌肤甲错，两目黯黑，缓中补虚，大黄䗪虫丸主之。（第六18）

【语译】 肝瘀脉阻夹虚证，因素体虚弱消瘦，腹满，不能饮食，致病原因可能有饮食所伤、忧虑所伤、饮酒所伤、房室所伤、饥饿所伤、过劳所伤、经络营卫气所伤，内有瘀血阻滞，肌肤粗糙，两目黯黑，治病重在泻实，缓在补虚，若能相互兼顾，则能取得预期治疗效果，其治可选用大黄䗪虫丸。

【注释】

五劳：原指五种致病原因，此特指肝瘀脉阻夹虚证。

虚极羸瘦：虚极，病证表现有类似极度虚弱的状况；羸瘦，形体消瘦。

食伤：饮食失衡所伤。

忧伤：忧虑太过所伤。

饮伤：饮酒太过所伤。

房室伤：性生活太过所伤。

饥伤：饥饿日久所伤。

劳伤：身心劳累过度所伤。

经络营卫气伤：经络，指气血。气血营卫病变日久不愈所伤。

内有干血：内，指肝也；干，干燥化热；干血，瘀热。

肌肤甲错：甲错，粗糙。

两目黯黑：两目，两目四周；黯黑，指面色乌黑无泽。

缓中补虚：急则泻实，缓则补虚，即治实兼补虚。

【方药】　大黄䗪虫丸

大黄蒸，十分（7.5g）　黄芩二两（6g）　甘草三两（9g）　桃仁一升（24g）　杏仁一升（24g）　芍药四两（12g）　干地黄十两（30g）　干漆一两（3g）　虻虫一升（24g）　水蛭百枚（24g）　蛴螬一升（24g）　䗪虫半升（12g）

上十二味，末之，炼蜜和丸小豆大，酒饮服五丸，日三服。

【药解】　方中大黄下瘀血，破癥瘕积聚，化瘀消癥，推陈致新，调中化食，通达气机，和利血脉。䗪虫化瘀血，破血痹，攻坚积。桃仁活血祛瘀，破血消癥。虻虫逐瘀血，消癥瘕，通利血脉。水蛭逐瘀血，破癥瘕积聚。蛴螬活血通络，逐瘀破积。干漆破日久凝结之血，削年深坚结之积，善解瘀血内积之坚。芍药养血活血，通络缓急，使瘀去生新。干地黄滋阴生血。杏仁肃降肺气，通调气机。黄芩清血中之郁热。甘草益气和中。

【药理】 具有保肝利胆，降酶，抗胃肠粘连，改善微循环，抗血栓形成，降血脂，抗动脉硬化，抗休克，抑制血小板聚集，对心肌双向调节，增强机体免疫功能，抑制胃肠平滑肌痉挛，调节心律，调节胃肠道蠕动，保护胃肠黏膜，抗溃疡，调节中枢神经，调节内分泌，调节代谢，抗基因突变，抗肿瘤，抗过敏等作用。

【方药】 天雄散（第六19）

天雄炮，三两（9g）　　白术八两（24g）　　桂枝六两（18g）

龙骨三两（9g）

上四味，杵为散，酒服半钱匕。日三服。不知，稍增之。

【药解】 方中天雄益阳，强筋骨而固肾精。龙骨逐邪气，安心神。桂枝温阳通经，温壮阳气。白术益气健脾和中。

【药理】 具有促进男子生精、女子排卵，对平滑肌双向调节，改善微循环，促进造血功能，调节心律，调节中枢神经，调节内分泌，增强机体免疫功能，抗惊厥等作用。

第七章
肺痿肺痈咳嗽上气病脉证治第七

【原文】 问曰：热在上焦者，因咳为肺痿，肺痿之病，何从得之？师曰：或从汗出，或从呕吐，或从消渴，小便利数，或从便难，又被快药下利，重亡津液，故得之。

曰：寸口脉数，其人咳，口中反有浊唾涎沫者何？师曰：为肺痿之病，若口中辟辟燥，咳即胸中隐隐痛，脉反滑数，此为肺痈。

咳唾脓血，脉数虚者，为肺痿；数实者，为肺痈。（第七1）

【语译】 学生问：病变证机在上焦肺，由于咳嗽而演变为肺痿，肺痿患病的主要原因有哪些？老师说：或源自汗出较多，或源自呕吐多，或源自阴津损伤，以及小便多，或源自大便难又用泻下药，总之，过度损伤阴津均可引起肺痿。

学生问：寸部脉数，病人咳嗽，为何口中反而有浊唾涎沫？老师说：这病叫肺痿；若口中干燥较甚，咳嗽，胸中隐隐疼痛，脉反而滑数，这病叫肺痈。

咳嗽，唾脓血，脉虚数者，为肺痿；若咳嗽，唾脓血，脉数实者，为肺痈。

【注释】

热在上焦：上焦，指肺。

因咳为肺痿：因，由于；咳，咳嗽日久不愈；肺痿，咳嗽伴有口中浊唾涎沫。

何从得之：何从，从哪里而来；得，患病。

或从汗出：从，由内，自内，或源自。

或从消渴：消渴，阴津损伤。

小便利数：数，小便量多。

或从便难：便，大便。

又被快药下利：快药，泻下药。

重亡津液：重，过度；亡，大伤。

口中反有浊唾涎沫者何：病变证机是肺气虚不能固摄阴津而外溢。

若口中辟辟燥：辟辟，透彻，引申为明显，严重。

咳即胸中隐隐痛：病变证机是热灼脉络。

此为肺痈：肺痈以咳嗽、气喘、咯痰、胸痛、吐脓血为主要症状；病变证机是肺热气逆，灼伤脉络。

咳唾脓血：咳嗽伴有唾脓血。

【原文】 问曰：病咳逆，脉之，何以知此为肺痈？当有脓血，吐之则死，其脉何类？师曰：寸口脉微而数，微则为风，数则为热，微则汗出，数则恶寒，风中于卫，呼气不入，热过于荣，吸而不出，风伤皮毛，热伤血脉，风舍于肺，其人则咳，口干，喘满，咽燥，不渴，多唾浊沫，时时振寒。热之所过，血为之凝滞，蓄结痈脓，吐如米粥，始萌可救，脓成则死。（第七2）

【语译】 学生问：患有咳嗽气逆，诊断病人，凭什么知道此病是肺痈呢？病人应有吐脓血，吐脓血者病情较危重，其脉又有哪些特征呢？老师说：寸口脉微而数，脉微主风邪，脉数主温热，风热多汗出，温热伤卫多怕冷，风热侵袭于卫，肺气不降，热侵袭于营，肺气不宣，风热侵袭的病证多在皮毛，温热侵袭的病证多在血脉，风热蕴结于肺，病人多咳嗽、口干、气喘、胸满、咽燥、口微渴，口吐浊唾涎沫较多，时有怕冷。温热侵扰肆虐太盛，与血相结而为瘀热，瘀热相互蕴结而为痈脓，吐出米粥样脓血，病初易于治疗，脓成则预后不良。

【注释】

病咳逆：病，患有，患病；咳，咳嗽；逆，气喘。

脉之：脉，诊断；之，病人。

何以知此为肺痈：何，什么；以，凭；此，指肺痈的病症表现。

当有脓血：当，应也。病变证机是温热灼腐脉络。

吐之则死：之，此处指脓血；死，病情危重，难以救治。

其脉何类：类，类型，特征。

寸口脉微而数：微，脉弱；数，脉速较快。

微则为风：风，风热。

数则恶寒：数，提示有肺热；恶寒，风热侵袭于卫。病变证机是邪热蕴肺而气上逆，肆虐于卫而不固。

风中于卫：风，风热；中，侵犯；卫，卫气。

呼气不入：气能呼出而吸入不利，即肺气肃降不及。

热过于荣：热，温热；过，侵袭；荣，营血。

吸而不出：气能吸入而呼出不利，即肺气宣发不及。

风伤皮毛：伤，损伤，引申为病证；皮毛，肌表。

热伤血脉：伤，侵扰，引申为病证。

风舍于肺：舍，蕴结。风热既侵袭于卫，又蕴结于肺。

不渴：不，微。即口微渴。

多唾浊沫：热伤肺气，气不固津。

时时振寒：振，摇摆，即恶寒较重。

热之所过：之，侵犯；过，肆虐太盛。

血为之凝滞：血，热与血结；凝滞，瘀热搏结。

蓄结痈脓：蓄结，蕴结，搏结；痈脓，脓中夹血。

吐如米粥：米粥，米粥样脓血。

始萌可救：始，开始；萌，刚刚开始，病初；可救，尚可救治。

脓成则死：脓，脓血；成，脓血蕴结之甚；死，预后不良。

【原文】 上气，面浮肿，肩息，其脉浮大，不治，又加利尤甚。（第七3）

【语译】 病人咳嗽气喘，面部浮肿，抬肩呼吸，脉浮大，病情较危重，又有下利，其病情更加危重。

【注释】

上气：肺气上逆，包括咳嗽、气喘、呼吸困难。

面浮肿：包括肢体水肿。

肩息：肩，抬肩；息，呼吸。亦即呼吸困难。

其脉浮大：脉浮大无力。

又加利尤甚：加，有；尤，特别，更加；甚，危重。

【原文】 上气，喘而躁者，属肺胀；欲作风水，发汗则愈。（第七4）

【语译】 病人咳嗽、胸满、气喘、烦躁，病变属于肺胀；肺胀可与风水证相兼，使用发汗方法，风水向愈，肺胀因之而缓解。

【注释】

上气：咳嗽，胸满。

属肺胀：属，归属；肺胀，以咳、喘、痰、满、躁为其主要特征。

欲作风水：欲，可；作，与，合并，类似；风水，太阳风水表虚证，或太阳风水表实证，或太阳风水夹热证。即肺胀在其演变过程中可能类似风水证。

发汗则愈：愈，风水证向愈，并非肺胀因发汗向愈，但肺胀可因之而缓解。

【原文】 肺痿，吐涎沫而不咳者，其人不渴，必遗尿，小便数，所以然者，以上虚不能制下故也，此为肺中冷，必眩，多涎唾，甘草干姜汤以温之。若服汤已渴者，属消渴。（第七5）

【语译】 肺痿的表现，吐涎沫而不咳嗽，口不渴，可有遗尿，小便偏多，为何会有这样的病证呢，这是因为肺虚不能固摄于下的缘故，此是肺虚寒证，可有头晕目眩，唾液多，其治可选用甘草干姜汤以温之。若服用甘草干姜汤出现口渴甚者，病变属于消渴。

【注释】

吐涎沫而不咳者：不咳，肺痿病证表现不一定都有咳嗽。指肺气虚不能固摄阴津。

必遗尿：必，此处指可能有；遗尿，肺虚不能固摄于下。

以上虚不能制下故也：上虚，肺气虚；制，固藏；下，小便。

此为肺中冷：冷，寒也，虚寒。

必眩：必，此处指可有，可能；眩，头晕目眩。病变证机是肺虚不能温养于上。

多涎唾：病变证机是肺气虚弱不能固摄。

若服汤已渴者：服汤，服用甘草干姜汤；已渴，又有口渴。

属消渴：消渴，阴津损伤较明显，类似消渴病，应与之相鉴别。

【原文】 咳而上气，喉中有水鸡声，射干麻黄汤主之。（第七6）

【语译】 咳嗽，气喘，呼吸不利，喉中痰鸣，其治可选用射干麻黄汤。

【注释】

咳而上气：上气，气喘，呼吸不利。

喉中有水鸡声：喉中，包括胸肺；水鸡声，喉中或胸肺有痰鸣音。

【方药】 射干麻黄汤

射干十三枚（9ｇ）　麻黄四两（12ｇ）　生姜四两（12ｇ）细辛　紫菀　款冬花各三两（9ｇ）　五味子半升（12ｇ）　大枣七枚　半夏大者，洗，八枚（12ｇ）

上九味，以水一斗二升，先煮麻黄两沸，去上沫，内诸药，煮取三升，分温三服。

【药解】 方中麻黄宣肺温肺，化饮散寒，止咳平喘，开达气机。射干泻肺降逆，利咽散结，祛痰化饮。细辛温肺化饮，温宣肺气。款冬花宣肺化饮止咳。紫菀泻肺止咳，降逆祛痰，温化寒饮，调畅气机。生姜降逆化饮，利胸中气机。半夏醒脾燥湿化痰，温化肺中寒饮，利咽喉涤痰结。五味子收敛肺气，使肺气宣降有序，制约宣发降泄而不伤肺气。大枣补益中气，生化气血，滋荣肺气。

【药理】 具有解除支气管平滑肌痉挛，调节支气管腺体分泌，调节呼吸中枢神经，调节水、电解质代谢，调节肾功能，强心，改善微循环，抗心脑缺氧，抗心肌缺血，消炎，抗病毒，抗过敏，改善肾上腺皮质功能等作用。

【原文】 咳逆上气，时时吐浊，但坐，不得眠，皂荚丸主之。（第七7）

【语译】 咳嗽，气喘，胸中逆满，时有吐浊痰，不能平卧，失眠，其治可选用皂荚丸。

【注释】

咳逆上气：病变是肺气上逆而不降，病证是咳嗽、气喘、胸中逆满。

时时吐浊：病变证机是肺气不降，痰饮内生，痰随气而上逆。

但坐：但，只，即不能平卧。

不得眠：病变证机是肺气不利，浊气壅滞，肆虐心神。

【方药】皂荚丸

皂荚刮去皮，用酥炙，八两（24ɡ）

上一味，末之，蜜丸梧子大，以枣膏和汤，服三丸，日三夜一服。

【药解】方中皂荚气轻宣散，通利气道，止咳平喘，除胶结顽痰。蜜、大枣，补益肺气，制约皂荚之峻性、毒性。

【药理】具有解除支气管平滑肌痉挛，调节支气管腺体分泌，调节水电解质代谢，抗菌，抗病毒，抗炎，抗过敏等作用。

【原文】咳而脉浮者，厚朴麻黄汤主之。（第七8）

【语译】病人咳嗽，脉浮，其治可选用厚朴麻黄汤。

【注释】

咳而脉浮者：咳，包括气喘、呼吸困难。

【方药】厚朴麻黄汤

厚朴五两（15ɡ）　麻黄四两（12ɡ）　　石膏如鸡子大（48ɡ）　杏仁半升（12ɡ）　半夏半升（12ɡ）　干姜二两（6ɡ）细辛二两（6ɡ）　小麦一升（24ɡ）　五味子半升（12ɡ）

上九味，以水一斗二升，先煮小麦熟，去滓。内诸药，煮取三升，温服一升，日三服。

【药解】 方中厚朴下气宽胸，除痰平喘，止咳降逆。麻黄宣发肺气，化饮利气。石膏清泻郁热，制约温热伤阴。杏仁肃降肺气，止咳平喘。半夏燥湿化痰除饮，杜绝痰湿之源。干姜温肺化饮。细辛温肺散寒，通阳化饮。五味子收敛肺气，防止化痰化饮药伤阴津。小麦益脾助肺，并能制约降气药不伤肺气。

【药理】 具有解除支气管平滑肌痉挛，调节支气管腺体分泌，调节呼吸中枢神经，调节水、电解质代谢，调节肾功能，强心，改善微循环，促进血运状态，抗心脑缺氧，抗心肌缺血，消炎，抗病毒，调节骨骼肌，抗过敏，抗风湿，改善肾上腺皮质功能等作用。

【原文】 脉沉者，泽漆汤主之。（第七9）

【语译】 肺热饮夹虚证的脉象是以沉为主，其治可选用泽漆汤。

【注释】

脉沉者：以脉沉代肺热饮夹虚证的诸多症状表现，并不局限于脉沉。

【方药】 泽漆汤

半夏半升（12 g）　紫参（一作紫菀）五两（15 g）　泽漆以东流水五斗，煮取一斗五升，三斤（150 g）　生姜五两（15 g）　白

前五两（15g）　甘草　黄芩　人参　桂枝各三两（9g）

上九味，哎咀，内泽漆汁中，煮取五升，温服五合，至夜尽。

【药解】　方中泽漆清泻肺热，止咳平喘，荡涤痰饮，散结气，开胸气。黄芩清热降泄。紫参清热解毒，祛湿化饮。半夏燥湿醒脾，化饮涤痰，降肺止逆。白前肃降肺气祛痰，降中有升。生姜宣肺散寒，降逆止咳。桂枝入肺化饮，通阳散结。人参补益肺气。甘草益气和中。

【药理】　具有解除支气管平滑肌痉挛，调节支气管腺体分泌，调节呼吸中枢神经，调节水电解质代谢，强心，调节心律，抗心脑缺氧，抗心肌缺血，消炎，抗病毒，抗肿瘤，抗突变，抗过敏，抗氧化，改善微循环等作用。

【原文】　大逆上气，咽喉不利，止逆下气者，麦门冬汤主之。（第七10）

【语译】　咳嗽，气喘，气上逆乱，咽喉不利，治当止逆降气，可选用麦门冬汤。

【注释】

大逆上气：大，甚也；逆，咳嗽，气喘；上气，胸中气逆满闷。

咽喉不利：阴虚不能滋养，气虚不得温养。

止逆下气：止，制止，治疗；逆，逆于上；下，降泄；

气，气上逆。

【方药】 麦门冬汤

麦门冬七升（168 g） 半夏一升（24 g） 人参三两（9 g）
甘草二两（6 g） 粳米三合（9 g） 大枣十二枚

上六味，以水一斗二升，煮取六升，温服一升，日三夜
一服。

【药解】 方中重用麦冬养阴生津，滋液润燥。人参益
气生津，调营和阴。粳米补益脾胃，化生阴津。大枣补益胃
气，滋养脾阴。半夏开胃行津，调畅气机，降肺胃逆气，制
约滋补壅滞气机。方药配伍特点是：滋阴以益气，阴得气而
化，滋补以辛苦，补而不浊腻，方药相互为用，以建其功。
又，麦门冬汤既滋阴又补气，所以既能治疗阴虚证，又能治
疗气阴两虚证。

【药理】 具有解除支气管平滑肌痉挛，调节支气管腺体
分泌，调节呼吸中枢神经，调节水电解质代谢，调节心律，
调节内分泌，调节胃肠道蠕动，调节周围神经，改善微循
环，抗心脑缺氧，抗心肌缺血，抗溃疡，降血压，消炎，抗
病毒，抗过敏，保肝利胆，改善肾上腺皮质功能，增强机体
免疫功能等作用。

【原文】 肺痈，喘不得卧，葶苈大枣泻肺汤主之。（第
七11）

【语译】 肺痈的表现是，气喘而不得平卧，其治可选用葶苈大枣泻肺汤。

【注释】

肺痈：即肺痈虚热证。

喘不得卧：喘，咳喘；不得卧，不能平卧，卧则胸中憋气。

【方药】 葶苈大枣泻肺汤

葶苈子熬令黄色，捣丸如弹子大，二十枚（10 g） 大枣十二枚

上先以水三升，煮枣取二升，去枣，内葶苈，煮取一升，顿服。

按：仲景方中大枣无剂量，本书引用剂量源于《千金要方》《外台秘要》。

【药解】 方中葶苈子泻肺降逆，利水消痰，行皮间水气而消肿。大枣补中益气，助脾益肺。

【药理】 具有解除支气管平滑肌痉挛，调节支气管腺体分泌，增强机体免疫功能，抗过敏，抗菌等作用。

【原文】 咳而胸满，振寒脉数，咽干不渴，时出浊唾腥臭，久久吐脓如米粥者，为肺痈，桔梗汤主之。（第七12）

【语译】 咳嗽，胸满，振振怕冷，脉数，咽干微渴，时时吐出浊唾腥臭脓痰，久而久之吐脓血痰如米粥样，这是肺

痈，其治可选用桔梗汤。

【注释】

振寒脉数：振，摇摆；振寒，形容怕冷之甚；脉数，肺热涌动气血所致。

咽干不渴：咽干，提示津伤。不，微也；不渴，口微渴。

时出浊唾腥臭：浊唾，黏液痰或黏液脓性痰；腥臭，血腥臭味。

久久吐脓如米粥者：久久，未能及时治疗；吐脓，吐脓血；如米粥，浊热黏稠脓痰。

桔梗汤：既可辨治肺痈热证，又可辨治咽痛热证，更可辨治肺痈脓热证。

【方药】 桔梗汤

桔梗一两（3 g） 甘草二两（6 g）

上二味，以水三升，煮取一升，去滓。分温再服。（又，《金匮要略》云：上二味，以水三升，煮取一升，分温再服，则吐脓血也）

【药解】 方中桔梗宣发肺气，消痰祛痰，解毒排脓。甘草清热泻火解毒，利咽喉，缓急止痛。

【药理】 具有解除支气管平滑肌痉挛，增强机体免疫功能，调节内分泌，调节代谢，消炎，抗过敏，抗病毒等作用。

【原文】 咳而上气，此为肺胀，其人喘，目如脱状，脉浮大者，越婢加半夏汤主之。（第七13）

【语译】 咳嗽，浊气上逆，此为肺胀，病人气喘，两目凸出似脱出状，脉浮大者，其治可选用越婢加半夏汤。

【注释】

目如脱状：目，眼珠；如，似有；脱，脱出。病变证机是寒饮郁肺，郁热在经，水气肆虐，郁热水气而上溢于目。

【方药】 越婢加半夏汤

麻黄六两（18ｇ） 石膏半斤（24ｇ） 生姜三两（9ｇ） 大枣十五枚 甘草二两（6ｇ） 半夏半升（12ｇ）

上六味，以水六升，先煮麻黄，去上沫，内诸药，煮取三升，分温三服。

【药解】 方中麻黄宣肺散寒化饮。石膏清泻郁热。生姜散水化饮。半夏醒脾燥湿，降泄浊逆，降肺而通调水道。甘草、大枣，既补中益气，又充养肺气，更能制约寒药不凝。

【药理】 具有解除支气管平滑肌痉挛，调节支气管腺体分泌，强心，抗心脑缺氧，抗过敏，抗菌，抗病毒，改善肾功能，改善微循环，增强机体免疫功能等作用。

【原文】 肺胀，咳而上气，烦躁而喘，脉浮者，心下有水，小青龙加石膏汤主之。（第七14）

【语译】 肺胀，咳嗽，呼吸困难，烦躁，气喘，脉浮者，病变证机是心肺有寒饮夹热，其治可选用小青龙加石膏汤。

【注释】

烦躁而喘：病变证机是肺气逆乱，肆虐于心，气逆于上。

心下有水：心，指心肺；心下，指胃脘，肺；水，寒饮。

小青龙加石膏汤：方中石膏根据郁热轻重而酌情调整其用量。

【方药】 小青龙加石膏汤

麻黄去节，三两（9g）　芍药三两（9g）　细辛三两（9g）干姜三两（9g）　甘草炙，三两（9g）　桂枝去皮，三两（9g）五味子半升（12g）　半夏洗，半升（12g）　石膏二两（6g）

上九味，以水一斗，先煮麻黄，去沫，内诸药，煮取三升。强人服一升，羸者减之，日三服，小儿服四合。

【药解】 方中麻黄宣肺化饮，平喘止咳降逆。桂枝通阳化气，化饮降逆。细辛散寒温肺化饮。干姜醒脾温肺化饮。五味子收敛肺气。芍药引阳药入阴而化饮。半夏醒脾燥湿，降肺化饮。石膏既清泻郁热，又防止温燥药伤阴。甘草入肺而益气祛邪，入脾胃而培土生金。

【药理】 具有解除支气管平滑肌痉挛，调节支气管腺体分泌，调节呼吸中枢神经，调节水、电解质代谢，调节肾功能，强心，改善微循环，抗缺氧，抗心肌缺血，抗真菌，消炎，抗病毒，调节骨骼肌，抗过敏，抗风湿，改善肾上腺皮质功能等作用。

【原文】 肺痈，胸满胀，一身面目浮肿，鼻塞清涕出，不闻香臭酸辛，咳逆上气，喘鸣迫塞，葶苈大枣泻肺汤主之。（第七15）

【语译】 肺痈的表现是胸满胁胀，全身面目浮肿，鼻塞不通，流清稀鼻涕，闻不到辛辣、苦酸、香臭，咳嗽，呼吸困难，气喘，喉中痰鸣，咽喉拘急不利，其治可选用葶苈大枣泻肺汤。

【注释】

胸满胀：胀，胸胁胀闷。

一身面目浮肿：病变证机是肺气不能通调水道，水气充斥于上。

鼻塞清涕出：清涕出，清稀鼻涕流出。

不闻香臭酸辛：鼻子闻不到气味。

咳逆上气：咳嗽，气喘，呼吸困难。

喘鸣迫塞：喘鸣，喉中痰鸣；迫塞，咽喉拘急不利。

葶苈大枣泻肺汤：既可辨治肺痈虚热水逆证，又可辨治鼻塞不通证。

第八章
奔豚气病脉证治第八

【原文】 师曰：病有奔豚，有吐脓，有惊怖，有火邪，此四部病，皆从惊发得之。师曰：奔豚病，从少腹起，上冲咽喉，发作欲死，复还止，皆从惊恐得之。（第八1）

【语译】 老师说：疾病有奔豚、有吐脓血、有惊怖、有火热为邪，这四种病，都是精神受到突然刺激而紧张不安引起的。老师接着进一步说：奔豚病的表现是气从少腹起，上冲咽喉，病证发作时苦痛欲死，病证缓解又如正常人一样，此致病原因源于惊恐。

【注释】

病有奔豚：奔豚，疾病名称。

有吐脓：脓，脓血。

有惊怖：惊，精神刺激致紧张不安；怖，恐惧不安。惊怖，亦即精神病中的恐惧症。

有火邪：火邪，情志疾病，郁而化热。

此四部病：部，种类；病，病证表现。

皆从惊发得之：惊，精神刺激；发，诱发，发作；得，患病。

从少腹起：起，浊气上冲之源始。

上冲咽喉：冲，上逆；咽喉，包括心胸部位。

发作欲死：欲死，苦痛不堪，难以忍受。

复还止：复，又；还，如；止，病证缓解。

【原文】 奔豚，气上冲胸，腹痛，往来寒热，奔豚汤主之。（第八2）

【语译】 肝热气逆证之奔豚的表现是，浊气上冲心胸，腹痛，往来寒热，其治可选用奔豚汤。

【注释】

气上冲胸：浊气从少腹上逆心胸。

腹痛：包括胃痛、心痛、胸痛等。

往来寒热：病变证机是热扰肝气，浸淫营卫，营卫不得肝气疏达而郁蒸，以此演变为寒热。

【方药】 奔豚汤

甘草　川芎　当归各二两（6g）　半夏四两（12g）　黄芩二两（6g）　生葛五两（15g）　芍药二两（6g）　生姜四两（12g）甘李根白皮一升（24g）

上九味，以水二斗，煮取五升。温服一升，日三夜一服。

【药解】 方中当归补血活血。芍药养肝血，敛肝气，柔肝缓急。甘李根白皮清肝热，降逆气，泄奔豚。半夏降逆下气，降浊气上冲。生姜降逆宣散，调理气机，恢复脾胃升降功能。川芎理血行气。生葛降逆升清。黄芩清热降泄。甘草益气和中。

【药理】 具有调节内分泌，调节代谢，调节中枢神经和周围神经，调节心律，保肝利胆，增强机体免疫功能，抗炎，抗过敏等作用。

【原文】 发汗后，烧针令其汗，针处被寒，核起而赤，必发奔豚，气从少腹上至心，灸其核上各一壮，与桂枝加桂汤主之。（第八3）

【语译】 病是内外夹杂性病变，以表证为主，用烧针使病人汗出，但寒邪又乘机侵袭针孔，针处有核状凸起且色赤，可引发奔豚，气从少腹上冲心胸，可先用灸法治疗针处核状凸起各一次，然后再以桂枝加桂汤，并加大桂枝用量为二两治疗。

【注释】

烧针令其汗：烧针，温针；令，使也；汗，出汗。

针处被寒：针处，针孔部位；被寒，被寒邪侵袭。

核起而赤：核起，针孔有核状凸起且色赤。

奔豚：病名。以气从少腹上冲心胸为主。

灸其核上各一壮：核，核状凸起；上，部位；一壮，一次。

【方药】 桂枝加桂汤

桂枝去皮，五两（15 g）　芍药三两（9 g）　甘草炙，二两（6 g）　生姜切，三两（9 g）　大枣擘，十二枚

上五味，以水七升，煮取三升，去滓。温服一升。本云：桂枝汤，今加桂满五两，所以加桂者，以泄奔豚气也。

【药解】 方中桂枝温心阳而下荣于肾，降泄肾中寒气，主泄奔豚气。芍药养肝血，填肾精，平肝气，降逆气。生姜散寒气，温阳气，降浊逆。大枣、甘草，益气和中，调和心肾。

【药理】 具有抗心肌缺血，抗心脑缺氧，增强机体免疫功能，调节心功能，调节心律，增强心肌收缩力，改善肾功能，调节内分泌失调，调节水液代谢，调节肾上腺皮质功能，调节酸碱平衡，抗自由基，调节中枢神经和周围神经，消炎等作用。

【原文】 发汗后，脐下悸者，欲作奔豚，茯苓桂枝甘草大枣汤主之。（第八4）

【语译】 病是内外夹杂性病变，以表证为主，汗后病人脐下悸动，似有欲作奔豚状，其治可选用茯苓桂枝甘草大枣汤。

【注释】

发汗后：太阳病趋于缓解或解除。

脐下悸者：脐下肌肉筑筑然跳动。

欲作奔豚：病人自觉欲有浊气上冲心胸。

【方药】 茯苓桂枝甘草大枣汤

茯苓半斤（24 g） 桂枝去皮，四两（12 g） 甘草炙，二两（6 g） 大枣擘，十五枚

上四味，以甘澜水一斗，先煮茯苓，减二升，内诸药，煮取三升，去滓。温服一升，日三服。作甘澜水法，取水二斗，置大盆内，以杓扬之，水上有珠子五六千颗相逐，取用之。

【药解】 方中茯苓淡渗利水，健脾益肾。桂枝温阳化气，气化水气。大枣、甘草，补中益气，使脾能制水，肾能主水。

【药理】 具有调节心功能，调节心律，增强心肌收缩力，改善肾功能，调节水液代谢，调节肾上腺皮质功能，调节内分泌，抗自由基，增强机体免疫功能，消炎等作用。

第九章
胸痹心痛短气病脉证治第九

【原文】 师曰：夫脉当取太过不及，阳微阴弦，即胸痹而痛；所以然者，责其极虚也。今阳虚知在上焦，所以胸痹，心痛者，以其阴弦故也。（第九1）

【语译】 老师说：在通常情况下，诊脉当权衡太过（实证）与不及（虚证），寸脉微尺脉弦，即胸痹，疼痛；这是什么原因造成的？查找致病原因是极度虚弱所致。根据阳虚病变证机在上焦，所以胸痹、心痛是邪气阻滞经气脉络的缘故。

【注释】

夫脉当取太过不及：取，权衡，观察，辨别；太过，提示实证；不及，提示虚证。

阳微阴弦：阳，寸关尺三部脉寸脉；微，脉微，阳气虚弱；阴，寸关尺三部脉尺脉；弦，脉弦，邪气阻滞。

即胸痹而痛：即，则；胸，心，肺也，胸膜，胸膈；痹，痛，闷也，痞也，拘紧，拘拘，急结；胸痹，胸痛，胸闷，胸痞，胸紧，胸急；痛，疼痛。

责其极虚也：责，追究，查找，辨清楚；极，甚也。

今阳虚知在上焦：今，根据；知，辨清楚；上焦，指心，肺，胸膜。

以其阴弦故也：以，因为；其，病情；阴弦，邪气阻滞。

【原文】 平人无寒热，短气不足以息者，实也。（第九2）

【语译】 病人似正常人，无寒热，只是气短不足以息，病变证机属于虚实夹杂以实为主。

【注释】

平人无寒热：平人，正常人，引申貌似正常人，类似正常人。

短气不足以息者：息，呼吸。

实也：实，并非局限于实证，而是虚实夹杂证以实为主。

【原文】 胸痹之病，喘息咳唾，胸背痛，短气，寸口脉沉而迟，关上小紧数，栝楼薤白白酒汤主之。（第九3）

【语译】 胸痹的表现是气喘，呼吸困难，咳嗽，唾涎，胸背疼痛，气短，寸口脉沉而迟，关上脉小紧明显，其治可选用栝楼薤白白酒汤。

【注释】

胸痹之病：胸，包括心、肺、胸膜；痹，阻结不通；病，病证表现。

喘息咳唾：喘，病变证机在心肺；息，呼吸；喘息，呼吸困难；唾，唾涎。

关上小紧数：关，关部脉；上，部位；数，薮也，引申为明显，突出。

【方药】 栝楼薤白白酒汤

栝楼实捣，一枚（15 g）　　薤白半升（12 g）　　白酒七升（注：仲景用白酒恐为未酿成的半成品，按方药用量应折算为420 mL，若用今之白酒，以30 mL为宜。）

上三味，同煮，取二升，分温再服。

【药解】 方中栝楼实涤痰散结，宽胸理气，和畅血脉，通达阳气。薤白涤痰散瘀，通阳止痛，行气散结。白酒行气活血，通达血脉，温煦阳气。

【药理】 具有抗心脑缺氧，扩张冠状动脉，对心肌双向调节，抑制血小板聚集，改善微循环，调节心律，解除支气管平滑肌痉挛，调节支气管腺体分泌，调节胃肠道蠕动，抗心肌缺血，抗氧化，消炎，抗过敏等作用。

【原文】 胸痹，不得卧，心痛彻背者，栝楼薤白半夏汤主之。（第九4）

【语译】　胸痹的表现是不得躺卧，心痛牵引至背部，其治可选用栝楼薤白半夏汤。

【注释】

不得卧：卧则胸中憋气。

心痛彻背：彻，通也，透也，亦即牵引，放射。

栝楼薤白半夏汤：既可辨治心病证，又可辨治肺病证，更可辨治胸膜病证。

【方药】　栝楼薤白半夏汤

栝楼实捣，一枚（15 g）　薤白三两（9 g）　半夏半升（12 g）　白酒一斗（50 mL）

上四味，同煮，取四升，温服一升，日三服。

【药解】　方中栝楼实宽胸理气，除痰散结。薤白滑利通脉，下气行气，通阳止痛，散血行瘀。半夏散结通阳，化痰降浊。白酒活血行气，通阳行瘀。

【药理】　具有抗心脑缺氧，扩张冠状动脉，对心肌双向调节，抑制血小板聚集，改善微循环，调节心律，解除支气管平滑肌痉挛，调节支气管腺体分泌，调节胃肠道蠕动，抗心肌缺血，抗氧化，消炎，抗过敏等作用。

【原文】　胸痹，心中痞，留气结在胸，胸满，胁下逆抢心，枳实薤白桂枝汤主之；人参汤亦主之。（第九5）

【语译】　胸痹证的表现是心中痞，病变证机是邪气留结在胸，胸满，胁下浊气逆行心胸，因病变证机不同，其治或选用枳实薤白桂枝汤，或可选用人参汤。

【注释】

心中痞：痞，不通，包括闷、痛。

留气结在胸：留，蕴结；留气，浊气蕴结；结，阻结。

胁下逆抢心：胁，胸胁；胁下，包括胸；逆，浊气逆行；抢，肆虐，侵扰。

【方药】 枳实薤白桂枝汤

枳实四枚（4g）　厚朴四两（12g）　薤白半斤（24g）　桂枝一两（3g）　栝楼实捣，一枚（15g）

上五味，以水五升，先煮枳实、厚朴，取二升，去滓。内诸药，煮数沸，分温三服。

【药解】 方中栝楼实宽胸理气，涤痰通脉。薤白开胸理气，化痰通脉，活血止痛，善治痰瘀痹证。枳实行气解郁，散结除满。厚朴行气通阳，下气消痰。桂枝温达心阳，调畅气机，通调血脉，行滞散瘀。

【药理】 具有抗心脑缺氧，扩张冠状动脉，对心肌双向调节，抑制血小板聚集，改善微循环，调节心律，调节血运状态，降血脂，解除支气管平滑肌痉挛，调节支气管腺体分泌，调节胃肠道蠕动，抗心肌缺血，抗氧化，消炎，抗过敏等作用。

【原文】 胸痹，胸中气塞，短气，茯苓杏仁甘草汤主之；橘枳姜汤亦主之。（第九6）

【语译】 胸痹证的表现是胸中气机壅塞，短气，因病变证机不同，其治或选用茯苓杏仁甘草汤，或选用橘枳姜汤。

【注释】

胸中气塞：包括胸闷，憋气，胸满，胸痛。

短气：气息不足一息，病变证机未必以虚为主，而有以痰饮阻滞为主。

【方药1】 茯苓杏仁甘草汤

茯苓三两（9g） 杏仁五十个（8.5g） 甘草一两（3g）

上三味，以水一斗，煮取五升。温服一升，日三服。不差，更服。

【药解】 方中茯苓利水渗湿，涤胸中饮邪，利胸中气机，益气健脾。杏仁肃降通调，降逆下气。甘草补益心气。

【药理】 具有抗心脑缺氧，扩张冠状动脉，对心肌双向调节，抑制血小板聚集，改善微循环，调节心律，解除支气管平滑肌痉挛，调节支气管腺体分泌，调节胃肠道蠕动，调节水、电解质代谢，抗心肌缺血，抗氧化，消炎，抗过敏等作用。

【方药2】 橘枳姜汤

橘皮一斤（48g） 枳实三两（9g） 生姜半斤（24g）

上三味，以水五升，煮取二升。分温三服。

【药解】 方中橘皮理气行滞，化痰燥湿，降泄胸中痰浊，散结止痛。枳实行气破滞。生姜宣畅胸中气机，通畅血脉。

【药理】 具有抗心脑缺氧，扩张冠状动脉，对心肌双向调节，抑制血小板聚集，改善微循环，调节心律，解除支气管平滑肌痉挛，调节支气管腺体分泌，调节胃肠道蠕动，促进消化，抗溃疡，抗心肌缺血，抗氧化，消炎，抗过敏等作用。

【原文】 胸痹，缓急者，薏苡附子散主之。（第九7）

【语译】 胸痹阳虚寒湿证的表现是缓则如常人，急则痛苦不堪，其治可选用薏苡附子散。

【注释】

缓急：缓，症状处于缓解期；急，病情处于发作期。

薏苡附子散：既可辨治胸痹阳虚寒湿证，又可辨治非胸痹病变而是以阳虚寒湿为主的病证表现。

【方药】 薏苡附子散

薏苡仁十五两（45 g） 大附子炮，十枚（80 g）

上二味，杵为散，服方寸匕，日三服。

【药解】 方中薏苡仁渗湿舒络，散结宽胸，缓急止痛，通痹止急。附子壮阳气，逐阴寒，除冷痰，通经脉。

【药理】 具有抗心脑缺氧，扩张冠状动脉，对心肌双向调节，抑制血小板聚集，改善微循环，调节心律，调节中枢神经和周围神经，调节内分泌，调节胃肠道蠕动，降血脂，抗心肌缺血，抗氧化，消炎，抗肿瘤，抗突变等作用。

【原文】 心中痞，诸逆心悬痛，桂枝生姜枳实汤主之。
（第九8）

【语译】 胸痹证的表现，心中痞塞，这是邪气逆乱阻结
于心，其疼痛犹如悬挂牵引拘急疼痛，其治可选用桂枝生姜
枳实汤。

【注释】

心中痞：心中或闷或胀或紧，或有压迫感或拘急感。

诸逆心悬痛：诸，于此，这些；逆，邪气逆乱；心悬
痛，形容心痛如悬挂牵掣样疼痛。

【方药】 桂枝生姜枳实汤

桂枝　生姜各三两（9 g）　枳实五枚（5 g）

上三味，以水六升，煮取三升。分温三服。

【药解】 方中桂枝温通心阳，宣畅气机，降逆散瘀，调
理血脉。生姜宣散降逆，通利血脉，涤饮化痰，散瘀平冲。
枳实行气化痰，行血化瘀。

【药理】 具有抗心脑缺氧，扩张冠状动脉，对心肌双向
调节，抑制血小板聚集，改善微循环，调节心律，解除支气
管平滑肌痉挛，调节支气管腺体分泌，调节胃肠道蠕动，抗
心肌缺血，抗氧化，消炎，抗过敏等作用。

【原文】 心痛彻背，背痛彻心，乌头赤石脂丸主之。（第九9）

【语译】 心痛牵引背部，背痛牵引心胸，其治可选用乌头赤石脂丸。

【注释】

心痛彻背：彻，通也，透也。心痛牵引背部，或以心痛为主，或以背痛为主。

背痛彻心：背痛牵引心胸，或以背痛为主，或以心痛为主。

【方药】 乌头赤石脂丸

蜀椒一两（3g） 乌头炮，一分（0.8g） 附子炮，半两（1.5g） 干姜一两（3g） 赤石脂一两（3g）

上五味，末之，蜜丸如桐子大，先服食一丸，日三服。不知，稍加服。

【药解】 方中乌头散阴寒，逐凝结，通阳气，畅脉络，破寒湿，通心气。附子温达阳气，散寒止痛，和畅经脉。蜀椒温中散寒，除湿化饮，解郁开结，温达阳气。干姜温阳逐寒，温中通脉。赤石脂益心血，敛阴气，防止温热燥化伤阴。

【药理】 具有抗心脑缺氧，扩张冠状动脉，对心肌双向调节，抑制血小板聚集，改善微循环，调节心律，调节中枢神经和周围神经，调节内分泌，调节胃肠道蠕动，降血脂，抗心肌缺血，抗氧化，消炎，抗过敏等作用。

第十章
腹满寒疝宿食病脉证治第十

【原文】 趺阳脉微弦，法当腹满，不满者，必便难，两胠疼痛，此虚寒从下上也，当以温药服之。（第十1）

【语译】 趺阳脉略微弦，根据病情应有腹满，假如没有腹满，可能有大便困难，两胁及腋下疼痛，病变证机是脾胃虚寒从下而上逆于胁及腋下，其治应当选用温热药。

【注释】

趺阳脉微弦：趺阳，阳明脉；微，略微；弦，弦脉。

法当腹满：法，根据病情；当，应当。

不满者：病证表现因人各有差异。

必便难：必，此处指可能；便，大便；难，排便不畅。

两胠疼痛：胠，腋下。

此虚寒从下上也：下，脾胃；上，胁及腋下。

【原文】 病者腹满，按之不痛为虚，痛者为实，可下之。舌黄未下者，下之黄自去。（第十2）

【语译】 病人腹满，按之不痛属于虚，疼痛属于实，实证可用下法。舌苔黄是由于没有用下法，用之则苔黄即自行消去。

【注释】

按之不痛为虚：腹满按之减轻而没有疼痛，病变证机属于虚。

痛者为实：腹满按之既满又痛，属于实证。

可下之：实证可下之，虚证也可下之，亦即实者泻之，虚者润之。

舌黄未下者：舌黄，舌苔黄；未下，未使用下法。

【原文】 腹满时减，复如故，此为寒，当与温药。（第十3）

【语译】 病人腹满时有减轻，时而又像原来一样，病变证机属于虚寒，其治应当选用温补药。

【注释】

腹满时减：时减，有时减轻，有时加重。

复如故：复，又；如，像；故，原来，仍旧。

当与温药：当，应当；与，选用；温药，温补药。

【原文】 病者痿黄，躁而不渴，胸中寒实，而利不止者，死。（第十4）

【语译】 病人身体痿黄，烦躁而不渴，胸中寒气阻塞，反有下利不止，病情危重，预后不良。

【注释】

病者痿黄：病变证机是阳气虚弱，不能温煦肌肤。

躁而不渴：躁，身体躁烦。病变证机是阳虚不温，寒气肆虐。

胸中寒实：胸中，脾胃病证表现在胸中；实，寒气阻结。

而利不止：而，反有。病变证机是气血虚弱，阳气欲亡，阴津下夺，病情危重，难以救治。

【原文】 寸口脉弦，即胁下拘急而痛，其人啬啬恶寒也。（第十5）

【语译】 寸口三部脉皆弦，即胁下脘腹拘急而疼痛，病人怕冷程度较甚。

【注释】

寸口脉弦：寸口，寸关尺三部脉。

即胁下拘急而痛：胁下，包括胁内及脘腹；拘急，急结不舒。

其啬啬恶寒者：怕冷较甚。

【原文】 夫中寒家，喜欠，其人清涕出，发热，色和者，善嚏。（第十6）

【语译】 在通常情况下，寒邪久居而不去，病人喜欢身体向前微倾，清稀鼻涕流出，发热，面色正常，经常打喷嚏。

【注释】

夫中寒家：夫，通常情况下；中，侵袭；中寒，外寒侵袭；家，久而不愈。

喜欠：喜，喜欢；欠，身体的全部或上部向前微倾。

其人清涕出：清稀鼻涕流出。

发热：自觉身体发热，或体温略有升高。

色和者：色，面色；和，正常。

善嚏：善，经常。

【原文】 中寒，其人下利，以里虚也，欲嚏不能，此人肚中寒。（第十7）

【语译】 外寒侵袭，病人下利，病变证机属于里虚，欲打喷嚏又不能打喷嚏，这是病人久有虚寒的缘故。

【注释】

中寒：中，侵犯，侵袭。

欲嚏不能：病变证机是正气虚弱，正气欲积力抗邪于外但又不能及时抗邪于外。

此人肚中寒：肚，腹也；中寒，病人素体有寒，又被外寒侵犯，腹中寒气加重。

【原文】 夫瘦人绕脐痛，必有风冷，谷气不行，而反下之，其气必冲，不冲者，心下则痞也。（第十8）

【语译】 在通常情况下，瘦弱病人可有脐周疼痛，大便不通，可能是被寒冷之邪侵袭所致，医生未能审明病变证机反而用下法，下后病人正气不虚，仍能积极抗邪，假如正气虚弱，无力抗邪，邪气相结于心下，则心下痞满。

【注释】

夫瘦人绕脐痛：瘦人，虚弱的人；绕脐，脐周。

必有风冷：必，此处指可能；有，被也；风冷，寒冷。

谷气不行：谷，饮食；行，通畅。指饮食积滞，大便不通。

而反下之：而，引申为医生；反，反而。即辨治病证要统筹兼顾，务必权衡病变证机，避免顾此失彼。

其气必冲：气，正气；冲，抗邪。

不冲者：不冲，正气受伤，抗邪不及。

心下则痞也：邪气与正气相结于心下，气机阻滞不通。

【原文】 病腹满，发热十日，脉浮而数，饮食如故，厚朴七物汤主之。（第十9）

【语译】 病人腹满，发热十日左右，脉浮而数，饮食尚未发生明显异常变化，其治可选用厚朴七物汤。

【注释】

腹满：包括胃脘，即脘腹胀满。

发热十日：发热，包括太阳病诸多症状表现，但未必都具备，症状表现并不局限于发热。

脉浮而数：脉浮主表证，脉数主里热。

饮食如故：病发之初至病发十日，饮食尚未发生明显异常变化。

【方药】厚朴七物汤

厚朴半斤（24 g） 甘草三两（9 g） 大黄三两（9 g） 大枣十枚 枳实五枚（5 g） 桂枝二两（6 g） 生姜五两（15 g）

上七味，以水一斗，煮取四升，温服八合，日三服。呕者加半夏五合，下利去大黄，寒多者加生姜至半斤。

【药解】 方中厚朴行气消满，导滞下气。大黄泻热通便，通降浊气。桂枝解肌散寒，温中和胃。枳实泻热消痞，通畅气机。生姜宣理中气，降逆和胃。甘草、大枣，益气和中。

又，方中若生姜用量为24 g，则温中散寒，与厚朴相用，则温中行气，升降气机。生姜、厚朴、大枣、桂枝皆温补温通。而大黄、枳实受生姜等温药监制则寒性去，尽在发挥通下行气之用。诸药相合，以温中散寒通下，可治疗阳明肠胃寒结证。

【药理】 具有增强胃肠道蠕动，促进消化，改善微循环，调节腺体分泌，增强机体免疫功能，消炎，抗病毒，抗过敏等作用。

【原文】 腹中寒气，雷鸣切痛，胸胁逆满，呕吐，附子粳米汤主之。（第十10）

【语译】 腹中寒气凝结，响声如雷，疼痛剧烈，胸胁浊气逆乱胀满，呕吐，其治可选用附子粳米汤。

【注释】

腹中寒气：中，内也。即寒从内生，寒凝不通。

雷鸣切痛：雷鸣，肠鸣响声如雷；切，甚也；切痛，疼痛剧烈。

胸胁逆满：逆，浊气逆乱横行。

附子粳米汤：既可辨治以腹痛为主，又可辨治以呕吐为主。

【方药】 附子粳米汤

附子炮，一枚（5g） 半夏半升（12g） 甘草一两（3g） 大枣十枚 粳米半升（12g）

上五味，以水八升，煮米熟，汤成，去滓。温服一升，日三服。

【药解】 方中附子温阳散寒，助阳化饮。半夏燥湿化饮，降逆醒脾。粳米补益脾胃。大枣、甘草，益气补中，顾护脾胃。

【药理】 具有解除平滑肌痉挛，保护胃黏膜，调节胃肠道蠕动，抗胃肠溃疡，抗氧化，抗心脑缺氧，增强机体免疫功能，改善肾功能，降低血中胆碱酯酶的活性，改善副交感神经，对中枢神经双向调节，降低胃张力，降血糖，调节呼吸中枢，强心，调节血小板聚集，调节内分泌等作用。

【原文】 痛而闭者，厚朴三物汤主之。（第十11）

【语译】 阳明热结气闭证的表现是病证以疼痛为主，病变以闭塞不通为主，其治可选用厚朴三物汤。

【注释】

痛而闭者：痛，胸胁脘腹疼痛；闭，气机闭塞不通。

【方药】 厚朴三物汤

大黄酒洗，四两（12g）　厚朴炙，去皮，八两（24g）　枳实炙，五枚（5g）

上三味，以水一斗二升，先煮二味，取五升，内大黄，煮取二升，温服一升，以利为度。

【药解】 方中厚朴行气下气，消积除满，通畅腑气。大黄泻热除滞，攻下积热。枳实破积除滞，消痞除满，泄热行气。

【药理】 具有调节胃肠道蠕动，解除胃肠平滑肌痉挛，改善微循环，改善肺功能，调节呼吸中枢，调节血管通透性，调节去甲肾上腺素水平，清除内毒素，保肝利胆，改变血管活性肠肽，增强机体免疫功能，抗病毒，消炎，抗过敏，抗肝硬化，抗溃疡等作用。

【原文】 按之心下满痛者，此为实也，当下之，宜大柴胡汤。（第十12）

【语译】 按病人之心下满痛者，病变证机属于实，应当用下法治疗，可选用大柴胡汤。

【注释】

按之心下满痛者：心下，胃脘，或心胸。亦即原有心下满而不痛，按压则心下满痛；或原有心下痛而不满，按压则心下满痛；或原有心下不适，按压则心下满痛。

此为实也：病变证机属于实。

大柴胡汤：既可辨治心下满痛，又可辨治心胸满痛。

【方药】 大柴胡汤

柴胡半斤（24g） 黄芩三两（9g） 芍药三两（9g） 半夏洗，半升（12g） 生姜切，五两（15g） 枳实炙，四枚（4g） 大枣擘，十二枚 大黄二两（6g）

上七（八）味，以水一斗二升，煮取六升，去滓。再煎，温服一升，日三服。一方，加大黄二两，若不加，恐不为大柴胡汤。（注：方药用法后10字，可能是叔和批注文。）

【药解】 方中柴胡清少阳胆热，疏少阳胆郁。黄芩既可清少阳胆热，又可清阳明之热。枳实行气清热，消除痞满。大黄泻热，荡涤污浊滞物。芍药泻胆热，缓里急。生姜降逆和胃。大枣益中气，防止苦寒药伤胃。

【药理】 具有保肝利胆，降血脂，降血糖，降血压，调节胃肠道平滑肌蠕动，调节中枢神经和周围神经，增强机体免疫功能，改善微循环，调节内分泌，抗休克，调节心律，抗心肌缺血，抗心脑缺氧，调节血压，抗自由基，抗肝硬化，抗肿瘤，抗基因突变，抗衰老，抗病毒，消炎，抗过敏，抗氧化，抗溃疡，抗惊厥，解热等作用。

【原文】 腹满不减，减不足言，当须下之，宜大承气汤。（第十13）

【语译】 阳明热结重证的表现，腹胀满未有减轻，即使减轻也微不足道，其治当用下法，可选用大承气汤。

【注释】

腹满不减：不减，未有减轻。

减不足言：不足言，微不足道。

【原文】 心胸中大寒痛，呕不能饮食，腹中寒，上冲皮起，出见有头足，上下痛而不可触近，大建中汤主之。（第十14）

【语译】 病人心胸脘腹寒痛较甚，呕吐，不能饮食，脘腹寒气凝结，寒外攻皮肤，肌肉有凸起状，按压病变部位似像头足一样硬，心胸脘腹疼痛拒按，其治可选用大建中汤。

【注释】

心胸中大寒痛：心胸，包括脘腹；大，明显，甚也；寒，病变以寒邪为主。

腹中寒：腹，此处指脾，脾胃。

上冲皮起：上，向外；冲，攻也；皮，皮肤肌肉；起，凸起状。

出见有头足：出，出去，引申为按压；见，病变部位；有，似也；头足，像头足一样不柔和。

上下痛而不可触近：上，心胸；下，脘腹；不可触近，疼痛拒按。

大建中汤：既可辨治心胸寒痛，又可辨治脘腹寒痛。

【方药】 大建中汤

蜀椒去汗，二合（5g）　干姜四两（12g）　人参二两（6g）

上三味，以水四升，煮取二升，去滓。内胶饴一升，微火煎取一升半，分温再服。如一炊顷，可饮粥二升，后更服，当一日食糜，温服之。

【药解】 方中干姜温暖脾胃散寒，调理中焦气机。蜀椒温中散寒除湿，温中和阳。人参补益脾胃。胶饴补益气血。

【药理】 具有解除胃肠道平滑肌痉挛，保护胃黏膜，调节胃肠道蠕动，抗胃肠溃疡，抗氧化，抗心脑缺氧，增强机体免疫功能，改善肾功能，降低血中胆碱酯酶的活性，改善副交感神经，对中枢神经双向调节，降低胃张力，降血糖，调节呼吸中枢，强心，调节心律，调节血小板聚集，促进排卵、精子生成及运动等作用。

【原文】 胁下偏痛，发热，其脉紧弦，此寒也，以温药下之，宜大黄附子汤。（第十15）

【语译】 病人胁下及腹部疼痛，发热，脉紧弦，病变证机属于寒，治当用温药下之，可选用大黄附子汤。

【注释】

胁下偏痛：胁下，指腹部；偏痛，腹痛，包括少腹、小腹、大腹，虽类似太阴脾病证，但应与之相鉴别。

发热：体温升高，或自觉身体发热且体温正常。病变证机是正邪斗争。

以温药下之：温药，以温热药为主，且不局限于温热药。

【方药】 大黄附子汤

大黄三两（9g） 附子炮，三枚（15g） 细辛二两（6g）

上三味，以水五升，煮取二升。分温三服。若强人煮取二升半，分温三服。服后如人行四五里，进一服。

【药解】 方中附子温壮阳气，宣通气机，散寒破阴。大黄泻下通便，制约附子温燥。细辛散寒通阳，逐寒止痛，更能监制大黄寒凉。

【药理】 具有调节胃肠道蠕动，解除胃肠平滑肌痉挛，改善微循环，强心，改善肺功能，调节呼吸中枢，调节血管通透性，调节去甲肾上腺素水平，调节心肾功能，清除内毒素，保肝利胆，改变血管活性肠肽，增强机体免疫功能，抗病毒，消炎，抗过敏，抗硬化等作用。

【原文】 寒气，厥逆，赤丸主之。（第十16）

【语译】 寒气浸淫，手足厥逆，其治可选用赤丸。

【注释】

寒气：寒气浸淫肆虐，或在四肢，或在脾胃。

厥逆：手足逆冷。

【方药】 赤丸

茯苓四两（12g） 乌头炮，二两（6g） 半夏洗，四两（12g）

细辛一两（3g）

上四味，末之，内真朱为色，炼蜜丸如麻子大，先食酒饮下三丸，日再夜一服；不知，稍增之，以知为度。

【药解】 方中乌头温通阳气，驱逐阴寒，温通气机而止痛。半夏温中醒脾，燥湿化饮，降逆止呕。茯苓渗湿健脾益气。细辛温阳化饮。酒温通血脉。朱砂宁心，并制约温热药伤阳。蜜缓急止痛。

【药理】 具有强心，改善微循环，调节呼吸中枢，调节腺体分泌，解除平滑肌痉挛，保护胃黏膜，抗氧化，抗心肌缺血，增强机体免疫功能，改善心、肺、肝、肾功能，降低血中胆碱酯酶活性，改善副交感神经，对中枢神经双向调节，降低胃张力，降血糖，对平滑肌双向调节，镇静、镇痛等作用。

【原文】 腹痛，脉弦而紧，弦则卫气不行，即恶寒，紧则不欲食，邪正相搏，即为寒疝。（第十17）

寒疝，绕脐痛，若发则白汗出，手足厥冷，其脉沉紧者，大乌头煎主之。（第十17）

【语译】 腹痛，脉弦而紧，弦脉主卫气郁滞不温，即怕冷，紧脉主脾胃寒郁，不思饮食，正气与寒邪相搏，叫作寒疝。

寒邪侵袭，脐周疼痛，病以冷汗出为主，手足厥逆，病人脉沉紧者，其治可选用大乌头煎。

【注释】

弦则卫气不行：不行，不动，不运行，即寒气凝结，卫气郁滞，不能温煦。

紧则不欲食：不欲食，病变证机是寒凝脾胃，浊气不降而壅滞。

邪正相搏：邪，寒邪；正，脾胃之气。

寒疝：疝，疼痛剧烈伴有肚皮拘急凸起；寒疝，寒邪所致腹痛。

绕脐痛：绕，环绕；脐，肚脐。病变证机是寒气凝结不通。

若发则白汗出：若，假如；发，病证发作较重；白，冷；白汗出，即冷汗出。病变证机是阴寒太盛，阻遏阳气不能外达，营阴不得所固而外泄。

【方药】 大乌头煎

乌头熬，去皮，不㕮咀，大者五枚（15g）

上以水三升，煮取一升，去滓。内蜜二升，煎令水气尽，取二升。强人服七合，弱人服五合。不差，明日更服，不可日再服。

【药解】 方中乌头温暖脾胃，驱逐阴寒，通达阳气，疏通经气，和脉止痛。蜜既缓急止痛，又减乌头毒性峻性，以增强疗效。

【药理】 具有保护胃黏膜，调节胃肠道平滑肌蠕动，抗胃肠溃疡，抗氧化，抗心脑缺氧，增强机体免疫功能，改善肾功能，降低血中胆碱酯酶活性，改善副交感神经，对中枢神经双向调节，降低胃张力，降血糖，强心，调节血小板聚集，调节体温中枢等作用。

【原文】 寒疝，腹中痛，及胁痛里急者，当归生姜羊肉

汤主之。（第十18）

【语译】 寒邪侵袭，腹中疼痛，以及胁痛挛紧拘急，其治可选用当归生姜羊肉汤。

【注释】

寒疝：寒，寒邪；疝，以疼痛为主，非疝气之疝。

及胁痛里急者：里，肝在胁里；里急，包括脘腹拘急、挛紧、疼痛，虽有类似太阴病，但应与之相鉴别。

【方药】 当归生姜羊肉汤

当归三两（9g）　生姜五两（15g）　羊肉一斤（48g）

上三味，以水八升，煮取三升，温服七合，日三服。若寒多者，加生姜成一斤；痛多而呕者，加橘皮二两，白术一两；加生姜者，亦加水五升，煮取三升二合，服之。

【药解】 方中当归补血行血，通达经脉止痛。生姜温中散寒，调中开胃。羊肉温补气血散寒，通达经脉活血。

【药理】 具有调节中枢神经和周围神经，调节内分泌，调节代谢，增强机体免疫功能，抗肿瘤，调节胃肠道平滑肌蠕动，保肝利胆等作用。

【原文】 寒疝，腹中痛，逆冷，手足不仁，若身疼痛，灸刺诸药不能治，抵当乌头桂枝汤主之。（第十19）

【语译】 寒邪侵袭，腹中疼痛肌肉凸起，四肢厥逆，手足麻木不仁，在表有身体疼痛，灸法、刺法及其他方药治疗效果都不如乌头桂枝汤，用乌头桂枝汤则是最佳选择。

【注释】

逆冷：四肢厥冷，病变证机是寒遏阳气不能外达温煦。

手足不仁：不仁，感觉不灵敏，握物似有似无。

灸刺诸药不能治：灸，灸法、熨法；刺，针刺；诸药，即乌头桂枝汤以外的温热药；不能治，治疗效果不明显。

抵当乌头桂枝汤：抵，中流砥柱，阻挡，引申为治疗。

【方药】 乌头桂枝汤

乌头五枚（10 g）　桂枝去皮，三两（9 g）　芍药三两（9 g）
甘草炙，二两（6 g）　生姜切，三两（9 g）　大枣十二枚

上一味（乌头），以蜜二升，煎减半，去滓。以桂枝汤五合解之，得一升后，初服二合，不知，即服三合；又不知，复加至五合。其知者，如醉状，得吐者，为中病。

上五味（桂枝汤），锉，以水七升，微火煮取三升，去滓。

按：仲景方中乌头无用量，本书引用剂量源于《医心方》。

【药解】 方中乌头温中逐寒，温达阳气。桂枝散寒通经解肌，调和营卫。生姜降逆醒脾，和胃散寒。芍药益阴和营。甘草、大枣，益气和脾胃。蜜，既能解乌头毒性，又能增强乌头温中缓急止痛之效。

【药理】 具有调节周围神经和中枢神经，调节胃肠道平

滑肌蠕动，解除胃肠平滑肌痉挛，调节支气管腺体分泌，消炎，抗风湿，增强机体免疫功能等作用。

【原文】　其脉数而紧乃弦，状如弓弦，按之不移，脉数弦者，当下其寒；脉紧大而迟者，必心下坚；脉大而紧者，阳中有阴，可下之。（第十20）

【语译】　病人脉数既紧又弦，如同弓弦一样，推按脉数紧弦且僵硬不移，脉数弦者，治当下其寒；脉紧大而迟者，可有心下坚硬；脉大而紧者，病变证机是阳明实寒内结，其治可选用下法。

【注释】

其脉数而紧乃弦：脉数，正气积力抗邪；紧，脉紧，寒气凝结；弦，脉弦，经脉被寒邪所拘急。

状如弓弦：状，形态；弓，弓箭；弦，弓弦之弦。形容紧弦脉的形态。

按之不移：紧弦脉僵硬不柔和，病变证机是寒气凝结。

脉数弦者：病变证机是寒气内结，腑气不通，正气积力奋起抗邪。

脉紧大而迟者：脉紧，寒凝；大，正气奋起抗邪；迟，寒邪郁遏。

心下坚：心下，胃脘，腹部；坚，僵硬。

阳中有阴：阳，阳明；阴，寒邪。

【原文】 问曰：人病有宿食，何以别之？师曰：寸口脉浮而大，按之反涩，尺中亦微而涩，故知有宿食，大承气汤主之。（第十21）

【语译】 学生问：病人患有饮食积滞，怎样才能辨别清楚？老师说：寸部脉浮而大，按之反涩，尺中脉亦有轻微涩，所以知道病人有宿食，其治可选用大承气汤。

【注释】

人病有宿食：病，患病；宿食，饮食积滞。

寸口脉浮而大：寸口，寸关尺三部脉之寸部脉；浮，病变部位在上；大，正邪交争比较明显。

按之反涩：即脉浮大兼涩，病变证机是饮食积滞，郁遏经气脉络。

尺中亦微而涩：尺部脉未必尽主下焦病变，亦有主中焦病变，即尺脉浮大兼涩，主中焦饮食积滞证。

【原文】 脉数而滑者，实也，此有宿食，下之愈，宜大承气汤。（第十22）

【语译】 阳明宿食证的表现，脉数而滑，病变证机属于邪实，此为饮食积滞所致，下之则积滞得以解除，其治可选用大承气汤。

【注释】

脉数而滑者：数，热也；滑，饮食积滞。

下之愈：用下法未必仅仅局限于下焦，在中焦者亦可用下法。

【原文】 下利，不欲食者，有宿食也，当下之，宜大承气汤。（第十23）

【语译】 病人下利，不能饮食，病变证机是饮食积滞，其治可用下法，当选用大承气汤。

【注释】

下利：饮食积滞，损伤脾胃之下利，即泻下臭秽且伴有不消化食物。

不欲食者：饮食积滞，胃气不降。

当下之：病变在中焦，病证表现在下焦，其治可用下法。

【原文】 宿食在上脘，当吐之，宜瓜蒂散。（第十24）

【语译】 饮食积滞在胃脘，其治可用吐法，当选用瓜蒂散。

【注释】

宿食在上脘：宿食，饮食积滞不消；上脘，胃脘。

瓜蒂散：既可辨治痰结证，又可辨治宿食证。

【原文】 脉紧如转索无常者，有宿食也。（第十25）

【语译】 阳明宿食证的表现，用手按寸关尺三部，脉紧无柔和之象似扭转绳子绷紧一样，这是饮食积滞的缘故。

【注释】

脉紧如转索无常者：如，像，似；转，扭转；索，绳索；无，没有；常，正常，引申为柔和。

有宿食也：宿，食而不消；食，饮食积滞。

【原文】 脉紧，头痛风寒，腹中有宿食不化也。（第十26）

【语译】 病人脉紧，病是内外夹杂性病变，在表是风寒头痛，在里是腹中宿食不消。

【注释】

脉紧：主病有在表在里，欲明病变属性，必须脉证合参。

头痛风寒：外感风寒所致头痛。

腹中有宿食不化也：腹，脘腹，亦即脘腹有宿食；另外，腹也指腹中，亦即肠中有糟粕积聚。

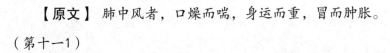

第十一章
五脏风寒积聚病脉证并治第十一

【原文】 肺中风者，口燥而喘，身运而重，冒而肿胀。（第十一1）

【语译】 肺热证的表现是口舌干燥，气喘，身体颤抖沉重，头目昏沉，肢体肿胀。

【注释】

肺中风：中，受邪；风，阳热。

口燥而喘：口燥，口舌干燥；喘，气喘。

身运而重：运，运动，引申为颤抖；身运，身体颤抖；重，沉重。病变证机是肺热侵扰肌肤筋脉，肌肤筋脉不得所主而颤抖。

冒而肿胀：冒，头目昏昏沉沉。

【原文】 肺中寒，吐浊涕。（第十一2）

【语译】 肺寒证的表现是口吐浊唾涎沫。

【注释】

肺中寒：中，受邪；寒，阴寒。

吐浊涕：浊，浊唾；涕，涎沫。病变证机是肺寒气虚不能固摄阴津。

【原文】 肺死脏，浮之虚，按之弱如葱叶，下无根者，死。（第十一3）

【语译】 肺病危重的脉象，脉轻取虚，按之弱如葱叶，重按似有似无，病情危重，预后不良。

【注释】

肺死脏：死脏，病情危重。

浮之虚：浮，轻取；虚，脉虚。

按之弱如葱叶：之，脉也；葱叶，轻浮且无柔和之象。

下无根者：下，重按；无根，脉似有似无。

【原文】 肝中风者，头目𥆧，两胁痛，行常伛，令人嗜甘。（第十一4）

【语译】 肝热证的表现是头目肌肉蠕动，两胁疼痛，走路常驼背，使人嗜食，偏爱甘味。

【注释】

肝中风：中，受邪；风，阳热。

头目𥆧：𥆧，肌肉蠕动。

行常伛：行，行走；伛，驼背。

令人嗜甘：令，使；嗜，偏爱；甘，甘味食品。

【原文】 肝中寒者，两臂不举，舌本燥，喜太息，胸中痛，不得转侧，食则吐而汗出也。（第十一5）

【语译】 肝寒证的表现是两臂筋脉挛急不能抬举，舌体干燥，常太息，胸中痛，身体拘急不能自转侧，饮食则呕吐、汗出。

【注释】

肝中寒：中，受邪；寒，阴寒。

两臂不举：两臂，两臂筋脉；不举，不能抬举。

舌本燥：舌本，舌体。

喜太息：喜，常常，经常；太息，深深地呼气、吸气。

不得转侧：身体拘急不能转侧。病变证机是肝寒而伤筋脉，筋脉不利。

食则吐而汗出也：食，饮食；吐，食寒则吐；汗出，病变证机是肝寒阳虚不能固守。

【原文】 肝死脏，浮之弱，按之如索不来，或曲如蛇行者，死。（第十一6）

【语译】 肝病危重的脉象，脉轻取弱，按之如转索不流利，或脉象形态如爬行之蛇屈曲之皮，坚硬不柔和，病情危重，预后不良。

【注释】

肝死脏：肝危重病。

浮之弱：浮，轻取；弱，脉弱。

按之如索不来：索，转索绳子；不来，不流利。

或曲如蛇行者：曲，屈曲；蛇行，蛇爬行屈曲之皮坚硬之状。

【原文】 肝着，其人常欲蹈其胸上，先未苦时，但欲热饮，旋覆花汤主之。（第十一7）

【语译】 肝络血瘀证的表现是病人常喜用手捶打胸部以缓解症状表现，尤其是病人在症状尚未发作时，常常欲饮热水，其治可选用旋覆花汤。

【注释】

肝着：着，着落，引申为瘀血留结。

其人常欲蹈其胸上：欲，喜用；蹈，踩也，引申为轻轻捶打。

先未苦时：苦，症状表现，即病证发作常有先兆症状。

但欲热饮：但，且也；热饮，饮热水。

【方药】 旋覆花汤

旋覆花三两（9g）　葱十四茎　新绛少许（6g）（注：按陶弘景释新绛为茜草）

上三味，以水三升，煮取一升。顿服之。

【药解】 方中旋覆花行气通络，散郁通经。葱茎温通阳气，活血通络。新绛（茜草）通经脉，行血脉，兼制量大葱茎辛散太过。

【药理】 具有保肝利胆，改善微循环，抗血栓形成，降血脂，抗动脉硬化，抑制血小板聚集，对心肌双向调节，增强机体免疫功能，抑制平滑肌痉挛，调节心律，抗过敏等作用。

【原文】 心中风者，翕翕发热，不能起，心中饥，食即呕吐。（第十一—8）

【语译】 心热证的表现，病人自觉身体轻微发热，不能站立，心中空慌或胃脘饥饿，饮食则呕吐。

【注释】

心中风：中，受邪；风，阳也。

翕翕发热：翕，和顺，和调，引申为轻微。

不能起：起，站立。

心中饥：心，胃也；心中饥，胃中空虚饥饿。病变证机是邪热扰心伤气，气伤无所主。

食即呕吐：病在胃，饥不能食，食则吐，病变证机是胃气不降；或心中空慌而欲食，食则胃因心中悸动而不能纳，故食则吐。

【原文】 心中寒者，其人苦病心如噉蒜状，剧者心痛彻背，背痛彻心，譬如蛊注。其脉浮者，自吐乃愈。（第十一9）

【语译】 心寒证的表现是病人心中嘈杂难受，犹如吃蒜汁一样，重者心痛连背，背痛连心，疼痛犹如被毒虫叮咬一样。病人脉浮，则是机体阴阳恢复，寒邪可从呕吐而去，病可向愈。

【注释】

心中寒者：中，受邪；寒，阴寒。

其人苦病心如噉蒜状：苦，痛苦，难受；心，心中；噉蒜状，吃蒜汁一样。

剧者心痛彻背：剧，病重，病甚；彻，通也，连也。

譬如蛊注：蛊，毒虫；注，灌入，灌注，引申为叮咬。

自吐乃愈：自，机体；吐，寒从上出；愈，病可向愈。

【原文】 心伤者，其人劳倦，即头面赤而下重，心中痛而自烦，发热，当脐跳，其脉弦，此为心脏伤所致也。（第十一10）

【语译】 心气阴两虚证的表现是病人疲倦乏力，头面色赤，下肢沉重，心中疼痛，烦躁，发热，可有肚脐肌肉跳动，病人脉弦，这是心气阴两虚所引起的。

【注释】

心伤者：伤，心阴受伤。

其人劳倦：劳，虚劳；倦，疲倦，气虚。

即头面赤而下重：即，有也；头面赤，头面色泽红赤；下，下肢；重，沉重。

心中痛而自烦：自，内也，病因源于内而非源于外；烦，烦躁。

发热：低热，或自觉发热，体温正常。

当脐跳：当，可能；脐，肚脐周围；跳，肌肉跳动，或肌肉蠕动。

此为心脏伤所致也：心脏伤，心脏之气阴受伤，即心气阴两虚；所致，所引起的。

【原文】 心死脏，浮之实如丸豆，按之益躁疾者，死。（第十一11）

【语译】 心病危证的表现是脉轻取坚硬，似豆大小一样，按之更有躁动疾快，病情危重，预后不良。

【注释】

心死脏：心病危证。

浮之实如丸豆：浮，脉轻取；之，脉也；实，脉坚硬不柔和；丸，弹丸；豆，指如绿豆大小一样。

按之益躁疾者：益，更；躁，脉躁动不稳；疾，疾快。

【原文】 邪哭使魂魄不安者，血气少也；血气少者属于心，心气虚者，其人则畏，合目欲眠，梦远行而精神离散，魂魄妄行。阴气衰者为癫，阳气衰者为狂。（第十一12）

【语译】 各种致病原因诱发哭笑异常所引起的精神、思想、意识、勇气、朝气等异常，出现恍惚不安，病变证机是气血虚弱不能滋养；气血虚弱属于心，心气虚者，病人则有恐惧心理，闭目就想睡，梦幻中逍遥游荡犹如精神欲脱散离开形体，魂魄躁动于外而不能守于内。邪气侵袭肆虐心阴则为癫，邪气侵袭扰动心阳则为狂。

【注释】

邪哭使魂魄不安者：邪，各种致病原因；哭，哭笑异常；魂魄不安，精神、思想、意识、勇气、朝气有问题，恍惚不安。

血气少也：少，虚弱。

血气少者属于心：气血虚弱的病变证机属于心。

其人则畏：畏，恐惧。

合目欲眠：合目，闭目；欲，想也，念也；眠，睡眠。

梦远行而精神离散：梦，梦幻；远行，梦中逍遥自在；精神离散，精神欲脱散离开形体。

魂魄妄行：魂魄，精神、思想、意识、勇气、朝气；妄行，躁动于外而不能守于内。

阴气衰者为癫：阴气，心阴；衰，邪气肆虐；癫，精神抑郁。

阳气衰者为狂：阳气，心阳；衰，邪气扰动；狂，精神狂躁。

【原文】 脾中风者，翕翕发热，形如醉人，腹中烦重，皮目眴眴而短气。（第十一13）

【语译】 脾热证的表现是身体自觉轻微发热，形体犹如饮酒之人之面赤或站立不稳，腹中烦热沉重，皮肤、眼睑肌肉颤动，短气。

【注释】

脾中风：风，阳也，热也。即脾热证。

翕翕发热：身体轻微发热。

形如醉人：醉，面赤如醉，或站立不稳。

腹中烦重：腹中烦热，腹中沉重。

皮目眴眴而短气：皮，皮肤；目，眼睑；眴眴，皮肤、眼睑颤动。

【原文】 脾死脏，浮之大坚，按之如覆杯洁洁，状如摇者，死。（第十一14）

【语译】 脾病危证的表现是轻取脉大而坚，重按之似覆杯空空，状如摇摇者，病情危重，预后不良。

【注释】

脾死脏：病势急，病情重，难以救治。

浮之大坚：浮，轻取；之，脉也。

按之如覆杯洁洁：覆杯，杯口倒立；洁洁，空空。

状如摇者：状，脉形体态；摇，不稳。

【原文】 趺阳脉浮而涩，浮则胃气强，涩则小便数，浮涩相搏，大便则坚，其脾为约，麻子仁丸主之。（第十一15）

【语译】 趺阳脉浮而涩，脉浮主脾胃郁热较重，脉涩主小便量多，浮涩并见，大便干结坚硬，病变是脾约证，其治可选用麻子仁丸。

【注释】

浮则胃气强：浮，脉浮；胃气，脾胃之气；强，邪热郁滞较重。

涩则小便数：涩，脉涩，病变证机是津液偏渗水道；小便数，小便量多。

浮涩相搏：相搏，相互并见。

其脾为约：脾约证，其病变证机是邪热侵袭于脾，导致脾为胃家（包括大肠与小肠）行其津液的功能被邪热所约束，水津不得正常分布于肠间而偏走于水道，以此而演变为肠道干燥而大便硬，偏走水道而小便数。

【方药】 麻子仁丸

麻仁二升（48 g）　芍药半斤（24 g）　枳实炙，半斤（24 g）　大黄去皮，一斤（48 g）　厚朴炙，去皮，一尺（30 g）　杏仁去皮尖，熬，别作脂，一升（24 g）

上六味，蜜和丸，如梧桐子大。饮服十丸，日三服，渐加，以知为度。

【药解】 方中麻仁运脾滋脾润燥，生津养阴通便。杏仁肃降肺气即实则泻其子，润肠泻表安里。大黄泻热理脾，攻下滞物，洁净腑气。枳实行气导滞，清热理气，调和脾胃。厚朴下气宽胸腹，温通气机，制约大黄、枳实寒凉伤胃或凝滞气机。芍药泻肝理脾，防止肝气乘脾，缓急柔肝益血。以蜜为丸，缓泻之中有滋补，使泻下而不伤气。

【药理】 具有调节胃肠道平滑肌蠕动，保护胃肠黏膜，调节消化酶，调节胃肠神经，促进新陈代谢，抗胃溃疡，抗氧化，抗心肌缺血，增强机体免疫功能，降血脂，抗抑郁，降血糖，抗菌，调节支气管腺体分泌等作用。

【原文】 肾著之病，其人身体重，腰中冷，如坐水中，形如水状，反不渴，小便自利，饮食如故，病属下焦，身劳汗出，衣里冷湿，久久得之，腰以下冷痛，腹重如带五千钱，甘姜苓术汤主之。（第十一16）

【语译】　肾著寒湿证的表现是病人身体沉重，腰中冰冷，犹如坐在水中，身体沉重如水浸泡之状，口不渴，小便自利，饮食尚可，病变部位在下焦，身体活动、劳累则汗出，衣内被汗浸渍，似寒冷潮湿，病证日久不愈，可有腰以下冷痛，腰腹部沉重如带五千硬币，其治可选用甘姜苓术汤。

【注释】

肾著之病：著，留结；病，病证表现。

如坐水中：形容腰冷如坐在水中。

形如水状：形，身体；如，犹如；如水状，犹如身体浸泡在水中。

反不渴：反，且也。

饮食如故：病变尚未影响到胃，胃气尚能通降。

病属下焦：病，病变部位；属，归属；下焦，肾也。

身劳汗出：身，身体；劳，活动、劳累。

衣里冷湿：衣，衣服；里，内也；冷湿，寒冷潮湿。

久久得之：久久，日久；得，患病。

腹重如带五千钱：腹，包括腰；带，携带；五千钱，五千硬币。

甘姜苓术汤：既可辨治病变部位在肾，又可辨治病变部位在脾。

【方药】 甘姜苓术汤

甘草　白术各二两（6g）　干姜　茯苓各四两（12g）

上四味，以水五升，煮取三升。分温三服。腰中即温。

【药解】 方中干姜温暖中阳，散寒除湿，驱逐寒湿。白术健脾燥湿，通利关节。茯苓淡渗，使湿从小便去。甘草益气助阳。

【药理】 具有抗心肌缺血，抗心脑缺氧，消炎，增强机体免疫功能，调节心功能，调节心律，增强心肌收缩力，改善肾功能，调节水液代谢，调节肾上腺皮质功能，调节中枢神经，抗自由基等作用。

【原文】 肾死脏，浮之坚，按之乱如转丸，益下入尺中者，死。（第十一17）

【语译】 肾病危证的表现是脉轻取而坚，按之则乱如转动之丸珠，更可延至尺脉之中，病情危重，预后不良。

【注释】

肾死脏：病情急，病证重，难以救治。

浮之坚：浮，轻取；坚，脉坚硬不柔和。

按之乱如转丸：乱，脉跳无规律；转丸，转动之丸珠。

益下入尺中者：益，更也；下，延伸；入，至也；尺中，尺脉之中。

【原文】 问曰：三焦竭部，上焦竭，善噫，何谓也？师曰：上焦受中焦气未和，不能消谷，故能噫耳。下焦竭，即遗溺失便，其气不和，不能自禁制，不须治，久则愈。（第十一—18）

【语译】 学生问：三焦虚弱有各自病变部位，上焦虚弱，喜欢叹息，是哪些原因所引起的？老师说：上焦秉受中焦脾胃之气但未能调和，且不能消化饮食，所以有叹息。下焦虚弱，遗尿，大便失禁，下焦之气未能正常行使固摄功能，且不能自行调控制约，一般不需要治疗，机体正气渐渐恢复，病可向愈。

【注释】

上焦竭：竭，尽也，引申为虚弱。

善噫：善，多也；噫，叹息。

上焦受中焦气未和：受，秉受，秉承；未，未能，没有；和，调和。

故能噫耳：病变证机是脾胃不和，浊气上逆；叹息则心胸脘腹舒服。

即遗溺失便：遗溺，小便失禁；失便，大便失禁。

其气不和：其气，膀胱、大肠之气；和，和调，和谐；不和，不能正常行使固摄功能。

不能自禁制：自，自行；禁，制止，调控，控制；制，制约。

不须治：须，需要。

久则愈：久，渐渐。

【原文】 师曰：热在上焦者，因咳为肺痿；热在中焦者，则为坚；热在下焦者，则尿血，亦令淋秘不通大肠有寒者，多鹜溏；有热者，便肠垢；小肠有寒者，其人下重，便血；有热者，必痔。（第十一—19）

【语译】 老师说：邪热蕴结在上焦肺，根据咳嗽病变证机可辨为肺痿；邪热侵袭中焦脾胃，可演变为脘腹坚硬或大便坚硬；邪热侵袭下焦膀胱，可有尿血，亦可导致小便淋漓、闭塞不通。寒邪侵袭大肠，大便溏泄像鹜鸟大便一样；邪热侵袭大肠，大便胶结不畅。寒邪侵袭下焦小肠，病人可有肛门后重下坠，便血；邪热侵袭小肠，可有痔疮。

【注释】

热在上焦：热，邪热，或因外感，或因内生；上焦，肺。

因咳为肺痿：因，根据；肺痿，以咳唾涎沫为主。

热在中焦：热，邪热蕴结；中焦，脾胃。

则为坚：坚，脘腹坚硬，或大便坚硬。

热在下焦：热，邪热搏结；下焦，膀胱。

则尿血：病变证机是热伤脉络。

亦令淋秘不通：令，导致；淋，小便淋漓；秘，小便闭塞。

大肠有寒：寒邪侵袭大肠。

多鹜溏：多，常常；鹜，鸟也；鹜溏，像鹜鸟大便一样溏泄。

有热者：大肠有热。

便肠垢：便，大便；肠，大肠；垢，胶结不爽。

小肠有寒者：寒邪侵袭小肠。

其人下重：重，后重下坠。

便血：病变证机是寒结伤阳，阳伤不固，血失所摄，则便血。

有热者：小肠有热，即邪热侵袭小肠。

必痔：必，此处指可有；痔，痔疮。

【原文】　问曰：病有积，有聚，有馨气，何谓也？师曰：积者，脏病也，终不移；聚者，腑病也，发作有时，展转痛移，为可治；馨气者，胁下痛，按之则愈，复发为馨气。诸积大法，脉来细而附骨者，乃积也。寸口，积在胸中；微出寸口，积在喉中；关上，积在脐旁；上关上，积在心下；微下关，积在少腹；尺中，积在气冲。脉出左，积在左；脉出右，积在右；脉两出，积在中央，各以其部处之。（第十一20）

【语译】　学生问：有的病是积，有的病是聚，有的是馨气，这是为什么？老师答：积病，病变部位在脏，固定不移；聚病，病变部位在腑，时发时止，走窜不定，较易治疗；馨气病，病变部位在脾胃，有胁下疼痛，按摩可使馨气病证得以缓解，但又易于复发。诸多积病的辨证基本法则是诊脉细而沉，这是积的常见脉象。寸口脉沉细者，积病在胸中；脉沉细略微超出寸口，积病在喉中；关部脉沉细者，积病在脐周；寸部脉至关部脉均沉细，积病在心中或胃脘；沉细脉略微接近尺部，积病病变部位在少腹；沉细脉在尺部，积病在下焦气冲穴周围。沉细脉在左手，积病以在身体左侧为主；脉沉细在右手，积病以在身体右侧为主；脉沉细在左右手，积病病变部位在中央，上述各个积病以其所在部位诊之。

【注释】

病有积：积，病变部位主要在脏在血。

有聚：聚，病变部位主要在腑在气。

有馨气：馨气，病变部位在脾胃，即饮食积滞。

脏病也：包括腑病病变在血。

终不移：终，始终；不移，固定不变。

腑病也：包括脏病病变在气。

发作有时：病证表现时发时止。

展转痛移：展，展开；转，转变；移，动也。

为可治：这一类的病都是可治的病。

胁下痛：胁下，部位概念，包括脘腹。

按之则愈：按，按摩；之，病变部位；愈，病证缓解。

复发：复，又也；发，发作。

诸积大法：诸积，诸多积病；大法，辨证基本方法。

脉来细而附骨者：附骨，沉脉，即积病脉以沉细为主。

寸口：寸口之寸脉。

微出寸口：微，略微；出，超出。

关上：关部脉。

积在脐旁：旁，周围。

上关上：上，至也。即寸部脉至关部脉。

微下关：微，接近；下，延至，延到。关部脉沉细略微延至尺部。

尺中：尺，尺部脉；中，部位。

积在气冲：气冲，穴位，引申为部位。

脉出左：左，左手寸关尺。

积在左：左，身体左侧。

脉出右：右，右手寸关尺。

积在右：右，身体右侧。

脉两出：两，两手寸关尺。

各以其部处之：各，各个积、聚、馨气；以，按照；部，病变部位；处，诊断。

第十二章
痰饮咳嗽病脉证并治第十二

【原文】 问曰：夫饮有四，何谓也？师曰：有痰饮，有悬饮，有溢饮，有支饮。（第十二1）

【语译】 学生问：在通常情况下，饮的病变有四，各是什么？老师说：有痰饮，有悬饮，有溢饮，有支饮。

【注释】

有痰饮：痰饮既有广义、狭义之分，又有无形、有形之别。

有悬饮：饮邪高悬在胁部。

有溢饮：饮邪溢于肌肤。

有支饮：饮邪支结于肺或肠胃。

【原文】 问曰：四饮何以为异？师曰：其人素盛今瘦，水走肠间，沥沥有声，谓之痰饮；饮后水流在胁下，咳唾引痛，谓之悬饮；饮水流行，归于四肢，当汗出而不汗出，身体疼重，谓之溢饮；咳逆倚息，短气，不得卧，其形如肿，谓之支饮。（第十二2）

【语译】 学生问：四种饮邪有哪些不同？老师说：病人以往肥胖现在消瘦，水饮之邪浸淫肆虐于肠间，肠中沥沥有水声，这样的病证称为痰饮；饮入之水不能走于水道且偏渗流于胁下，咳唾牵引胁下疼痛，这样的病证称为悬饮；饮入之水不能气化且溢流，浸淫于四肢，应当汗出又没有汗出，身体疼痛沉重，这样的病证称为溢饮；咳嗽，气喘，呼吸困难即倚物呼吸，气短不足一息，不能平卧，形体肿胀，这样的病证称为支饮。

【注释】

四饮何以为异：四饮，指痰饮、悬饮、溢饮、支饮四种饮。

其人素盛今瘦：素，以往；盛，肥胖；今，目前，现在；瘦，形体消瘦。

水走肠间：走，浸淫肆虐。

沥沥有声：沥沥，水声，肠间有水声。

饮后水流在胁下：饮，饮水不得气化而为水饮之邪；流，浸淫肆虐；下，部位，处所。

咳唾引痛：咳，咳嗽；唾，吐唾液；引，牵引。

饮水流行：饮水不得气化而浸淫肆虐。

归于四肢：归，浸淫。

当汗出而不汗出：水饮之邪应从汗出但未能从汗出。

咳逆倚息：咳，咳嗽；逆，气喘；倚息，呼吸困难，亦即两手倚物而呼吸。

不得卧：呼吸困难不能平卧。

其形如肿：形，身体；肿，浮肿，水肿。

【原文】 水在心，心下坚筑，短气，恶水，不欲饮。（第十二3）

【语译】 水饮之邪在心，心中坚硬筑筑然，气短不足一息，不欲饮水，口不思饮。

【注释】

水在心：水，水饮之邪。

心下坚筑：下，里，内；心下，心中；坚筑，坚硬筑筑然。

短气：水饮阻滞气机。

恶水：恶，厌恶。

不欲饮：欲，思念。

【原文】 水在肺，吐涎沫，欲饮水。（第十二4）

【语译】 水饮之邪在肺，咳吐清稀痰涎，渴欲饮水。

【注释】

水在肺：水，水饮之邪；在，蕴结。

吐涎沫：吐，咳吐；涎沫，痰涎。

欲饮水：病变证机是痰饮蕴结于肺，口干咽燥，想饮水但不欲多饮。

【原文】 水在脾，少气，身重。（第十二5）

【语译】 水饮之邪在脾，少气乏力，身体沉重。

【注释】

水在脾：水饮之邪浸淫于脾。

少气：水饮阻滞气机而不能化气。

身重：病变证机是水饮壅遏，气机郁滞，饮浊充斥。

【原文】 水在肝，胁下支满，嚏而痛。（第十二6）

【语译】 水饮之邪在肝，胁下支结满闷，因喷嚏而加剧胁痛。

【注释】

胁下支满：胁下，胁里；支，支结不畅；满，满闷。

嚏而痛：嚏，喷嚏；痛，胁里疼痛。

【原文】 水在肾，心下悸。（第十二7）

【语译】 水饮之邪在肾，可有心下悸。

【注释】

心下悸：病变证机是肾水上逆而凌于心，以心中悸为主，辨心悸不能仅局限于心。

【原文】 夫心下有留饮，其人背寒冷如手大。（第十二8）

【语译】 在通常情况下，心胃有留饮蕴结，病人背部可有如手掌大小的部位寒冷。

【注释】

夫心下有留饮：心下，心中，胃脘；留饮，饮邪留滞蕴结，日久不愈。

其人背寒冷如手大：背寒冷，只有背部怕冷，其他部位不明显；如手大，即如手掌大小。

【原文】 留饮者，胁下痛引缺盆，咳嗽则辄已。（第十二9）

【语译】 肺肝有留饮蕴结，胁下疼痛牵引缺盆，疼痛因咳嗽而加重。

【注释】

留饮者：留饮蕴结在肺肝。

胁下痛引缺盆：胁下，肝也；引，牵引；痛引缺盆，疼痛牵引到缺盆。

咳嗽则辄已：病变证机是水饮内结，经气郁滞，脉络壅阻，胸胁因咳嗽气逆而加重疼痛。

【原文】 胸中有留饮，其人短气而渴，四肢历节痛，脉沉者，有留饮。（第十二10）

【语译】 胸中有留饮蕴结，病人气短不足一息，口渴，四肢关节疼痛，脉沉者，这样的称为留饮蕴结。

【注释】

胸中有留饮：胸中，指心胸，胸肺。

其人短气而渴：短气，饮阻气机；渴，水津被遏，津不得上承。病变证机是水饮内结，阻遏气机，遏制水津，津不滋荣。

四肢历节痛：历节，关节。

【原文】 膈上病痰，满喘咳吐，发则寒热，背痛，腰疼，目泣自出，其人振振身瞤剧，必有伏饮。（第十二11）

【语译】 胸膈间病变是痰饮阻滞，胸满，气喘，咳嗽，呕吐，病证发作时有恶寒发热，背部疼痛，腰痛，目泪自溢，身体肌肉颤动加剧，可能是伏饮留结不去。

【注释】

膈上病痰：膈，胸膈；上，部位；病，患病；痰，病变证机是以痰为主。

满喘咳吐：满，心胸满闷；喘，气喘；咳，咳嗽；吐，呕吐。

发则寒热：发，病证，发作；寒热，恶寒发热，病变证机是正邪斗争。

目泣自出：眼泪自行溢出。病变证机是痰饮内结，浊饮上溢。

其人振振身瞤剧：瞤，身体颤动不稳。病变证机是痰饮内盛，肆虐经脉，经筋被痰饮所浸淫。

必有伏饮：痰饮伏结，日久不除。

【原文】 夫病人饮水多，必暴喘满。凡食少饮多，水停心下；甚者则悸，微者短气。（第十二12）

脉双弦者，寒也，皆大下后善虚；脉偏弦者，饮也。（第十二12）

【语译】 在通常情况下，病人饮水多，可引起突发性气喘胸满。凡是饮食少而饮水多，可有水停留在胃脘；甚者可有心悸或胃脘悸动筑筑然，较轻者可有气短不足一息。

寸关尺三部脉皆弦，病变证机是寒邪内结，脉弦是因用大下方药引起正气虚弱；脉或左或右弦者，病变证机是饮邪留结。

【注释】

夫病人饮水多：病人，患有水气内停的病人；饮水多，水遏阳气不能气化水津而为口渴。

必暴喘满：必，此处指可能；暴，突然；喘满，水饮上逆胸肺。

凡食少饮多：食少，病变部位在脾胃；饮多，病变证机是气机不能气化水津。

水停心下：心下，心中，胃脘。

甚者则悸：悸，心悸，胃脘悸动。

微者短气：微，与甚相对而言；短气，浊气壅滞，不足一息。

脉双弦者：双，左右手寸关尺三部脉。

寒也：病因是寒邪侵袭，病变证机是寒邪内结。

皆大下后善虚：皆，左右手脉皆弦；大下后，当用下而不当用大下；善，导致。

脉偏弦者：或左手或右手寸关尺三部脉弦。

【原文】 肺饮不弦，但苦喘短气。（第十二13）

【语译】 肺饮证，脉不弦，气喘短气又特别痛苦。

【注释】

肺饮不弦：肺饮，饮邪留结在肺；不弦，不是弦脉。

但苦喘短气：但，可是；苦，非常痛苦，特别重。

【原文】 支饮亦喘而不能卧，加短气，其脉平也。（第十二14）

【语译】 支饮有诸多病变部位，病变在肺者，也有以气喘不能平卧为主，更有短气不足一息，病人脉是平常之支饮脉。

【注释】

支饮亦喘而不能卧：支饮，病变部位有在肺、在胃、在肠等；亦，也有；不能卧，不得平卧，病变证机是饮邪支结于肺。

加短气：加，更有。

其脉平也：平，辨支饮脉象未有明显异常变化，或是辨支饮证其脉象病初与病发展后没有明显变化。

【原文】 病痰饮者，当以温药和之。（第十二15）

【语译】 患病是痰饮，其治当以温性药以调和之。

【注释】

病痰饮者：病，患病；痰饮，包括痰饮、悬饮、溢饮、支饮四种。

当以温药和之：寒痰者治以温，痰热者治以寒伍以温，以此才能达到最佳治疗效果。

【原文】 心下有痰饮，胸胁支满，目眩，苓桂术甘汤主之。（第十二16）

【语译】 胃脘有痰饮蕴结，胸胁支结胀满，头晕目眩，其治可选用苓桂术甘汤。

【注释】

心下有痰饮：心下，或病变部位在胃脘，或病变部位在心胸。

胸胁支满：支，支结；满，胀满。

目眩：即头晕目眩。

【原文】 夫短气有微饮，当从小便去之，苓桂术甘汤主之；肾气丸亦主之。（第十二17）

【语译】 在通常情况下，短气的病变证机是饮邪微结，阻滞气机，其治当采用利小便的方法，可选用苓桂术甘汤，亦可选用肾气丸。

【注释】

夫短气有微饮：微饮，饮邪与正虚相较，正虚为甚，饮结为微；短气是由饮邪阻结所致。

当从小便去之：从，采用；去，利也；之，饮邪。

苓桂术甘汤：既可辨治胃脘痰饮证，又可辨治病变部位虽不在胃脘但病变证机属于气虚痰饮者。

肾气丸：既可辨治微饮病变证机属于阴阳俱虚者，又可辨治阴阳俱虚无微饮者。

【原文】 病者脉伏，其人欲自利，利反快，虽利，心下续坚满，此为留饮欲去故也，甘遂半夏汤主之。（第十二18）

【语译】 病人以脉伏为主，常有欲大便，大便溏泄急迫爽快，下后腹中舒服，病人虽有下利，但心下仍坚硬满闷，这是饮邪留结欲去而未去的缘故，其治可选用甘遂半夏汤。

【注释】

脉伏：病变证机是痰饮胶结，阻遏经脉，经气郁滞。

其人欲自利：其人，病人；欲，想；自利，大便。

利反快：利，大便溏泄，亦即下利；快，急迫爽快，腹中舒服。

虽利：利，下利。

心下续坚满：心下，胃脘；续，仍然；坚，坚硬；满，满闷。

此为留饮欲去故也：留饮欲去，留饮所致的症状表现将要解除，亦即下利虽能减轻病证表现，但不能从根本上消除病变证机。

【方药】 甘遂半夏汤

甘遂大者，三枚（5g） 半夏以水一升，煮取半升，去滓，十二枚（24g） 芍药五枚（15g） 甘草炙，如指大一枚（3g）

上四味，以水二升，煮取半升，去滓。以蜜半升，和药汁煎服八合。顿服之。

【药解】 方中甘遂降逆，攻逐饮邪，善行肠间经隧之饮邪。半夏醒脾燥湿，化饮降逆，宣畅气机。芍药补血益阴缓急。甘草益气和中。蜜性甘缓，益气和中，缓和甘遂与甘草之相反，并调和诸药。

【药理】 具有调节水、钠代谢，调节内分泌，调节胃肠道蠕动，调节心律，调节肾功能，消炎，抗病毒，抗过敏，利尿等作用。

【原文】 脉浮而细滑，伤饮。（第十二19）

【语译】 脉浮而细滑者，病变证机是饮邪所伤。

【注释】

脉浮而细滑：浮，提示正气积极抗邪；细，提示饮邪阻滞气血；滑，提示饮邪内盛。

伤饮：病因是饮邪所伤，病变证机是饮邪留结。

【原文】 脉弦数者，有寒饮，冬夏难治。（第十二20）

【语译】 脉弦数者，病变证机是寒饮内结，此病冬夏难治。

【注释】

脉弦数：弦，饮结；数，寒盛夹阳虚。

有寒饮：病因是寒饮，病变证机是寒饮蕴结。

冬夏难治：寒饮冬治，寒气内外皆盛，辨治较难；寒饮夏治，夏季阳热伤阴，温热药伤阴，阴伤又不利于化饮，治疗较难。

【原文】 脉沉而弦者，悬饮内痛。（第十二21）

【语译】 脉沉而弦者，诊病是悬饮，以胸胁疼痛为主。

【注释】

悬饮内痛：悬饮，饮邪留结在胸胁；内痛，病以胸胁疼痛为主。

【原文】 病悬饮者，十枣汤主之。（第十二22）

【语译】 病证表现是悬饮病，根据其病变证机，其治可选用十枣汤。

【注释】

病悬饮者：病，病证表现；悬饮，饮邪留结在胸胁。

十枣汤：既可辨治悬饮证，又可辨治水气内结证，旨在攻逐水气。

【原文】 病溢饮者，当发其汗，大青龙汤主之；小青龙汤亦主之。（第十二23）

【语译】 病证以肌肤水肿为主，其治当用发汗方药，可选用大青龙汤，亦可选用小青龙汤。

【注释】

病溢饮者：病证以肌肤水肿为主；病变证机有的以外为主，有的以里为主。

当发其汗：治疗水肿的基本原则应以发汗为主。

【原文】 膈间支饮，其人喘满，心下痞坚，面色黧黑，其脉沉紧，得之数十日，医吐下之不愈，木防己汤主之；虚者即愈，实者三日复发，复与不愈者，宜木防己汤去石膏加茯苓芒硝汤主之。（第十二24）

【语译】 膈间阳郁热饮夹虚证的表现是病人气喘，胸满，心中痞塞坚硬，面色黯黑，脉沉紧，患病已有数十日，医生用吐下方法不能达到治疗目的，其治可选用木防己汤病证表现解除者为向愈；病证表现减轻又于三日左右复发者，还有病证没有缓解者，其治可选用木防己汤去石膏加茯苓芒硝汤。

【注释】

膈间支饮：支饮留结在膈间，亦即膈间阳郁热饮夹虚证。

心下痞坚：心下，心中；痞，痞塞不通；坚，坚硬。

面色黧黑：面色黯黑。病变证机是阳郁而不能温煦，热饮而肆虐充斥于面。

得之数十日：得，患病；数，多个；十日，约略之辞。

医吐下之不愈：医，医生；吐，病有类似可吐证；下，病有类似可下证，应与之相鉴别。

虚者即愈：虚，病变证机与病证表现得以解除。

实者三日复发：实，虽经治疗但病证仍在；三日，约略之辞；复发，病变证机仍在。

复与不愈者：复，更也；与，病证表现。

【方药1】 木防己汤

木防己三两（9g） 石膏鸡子大十二枚（48g） 桂枝二两（6g） 人参四两（12g）

上四味，以水六升，煮取二升。分温再服。

【药解】 方中木防己降泄清热，通利水道。桂枝辛温宣散，温通阳气，畅达经气，气化水饮。石膏清泻郁热。人参益气，以疗胸膈气虚。

【药理】 具有调节心功能，调节心律，抗心脑缺氧，抗心肌缺血，改善微循环，促进血液循环，降血压，降血脂，消炎，抗过敏，镇痛，对血小板双向调节，抗肿瘤，抗矽肺，增强机体免疫功能等作用。

【方药2】 木防己去石膏加茯苓芒硝汤

木防己二两（6g） 桂枝二两（6g） 人参四两（12g） 芒硝三合（9g） 茯苓四两（12g）

上五味，以水六升，煮取二升，去滓。内芒硝，再微煎。分温再服，微利则愈。

【药解】 方中木防己降泄宣散，清热化饮。桂枝通阳化气。人参益气健脾补中。茯苓渗湿利饮，通利水道。芒硝软坚散结。

【药理】 具有调节心功能，调节心律，抗心脑缺氧，抗心肌缺血，改善微循环，促进血液循环，降血压，降血脂，抗过敏，对血小板双向调节，抗肿瘤，抗矽肺，增强机体免疫功能等作用。

【原文】 心下有支饮，其人苦冒眩，泽泻汤主之。（第十二25）

【语译】 脾虚饮逆的病变证机是支饮留结，病人头晕目眩，昏昏沉沉且痛苦不堪，其治可选用泽泻汤。

【注释】

心下有支饮：心下，病变部位在脾胃，或病变部位在心中。

苦冒眩：苦，痛苦不堪；冒，昏昏沉沉；眩，头晕目眩。

泽泻汤：既可辨治病变在胃脘，又可辨治病变在头部，但病变证机必须是饮邪阻滞。

【方药】 泽泻汤

泽泻五两（15g）　白术二两（6g）

上二味，以水二升，煮取一升。分温再服。

【药解】 方中泽泻渗利水湿，泻饮止眩，通浊和中。白术健脾升清，燥湿化饮，疏理脾胃，升清降浊。

【药理】 具有调节水、电解质代谢，对中枢神经双向调节，抗氧化，抗心肌缺血，增强机体免疫功能，改善心肺肝肾功能，调节胃肠道平滑肌蠕动，保护胃肠黏膜，强心，调节心律，改善心脑血管，改善微循环，调节呼吸中枢，调节腺体分泌，促进新陈代谢，解除平滑肌痉挛，抗胃溃疡，促进骨质代谢等作用。

【原文】 支饮，胸满者，厚朴大黄汤主之。（第十二26）

【语译】 阳明热结支饮证的表现是脘腹胸胁胀满，其治可选用厚朴大黄汤。

【注释】

支饮：饮邪支结留结胸中，或饮邪留结在脘腹。

胸满：包括胁肋、脘腹胀满。

【方药】 厚朴大黄汤

大黄六两（18g） 厚朴一尺（30g） 枳实四枚（4g）

上三味，以水五升，煮取二升。分温再服。

【药解】 方中厚朴行气宽胸，降泄浊逆，化饮消痰，通降气机。大黄荡涤肠胃，攻下饮结。枳实理气，除胸脘腹痰癖，逐水饮，破结气。

【药理】 具有调节胃肠道蠕动，解除胃肠平滑肌痉挛，改善微循环，调节内分泌，改善肺功能，调节呼吸中枢，调节血管通透性，调节心肾功能，调节去甲肾上腺素水平，清除内毒素，保肝利胆，改变血管活性肠肽，增强机体免疫功能，抗病毒，消炎，抗过敏，抗硬化，抗溃疡等作用。

【原文】 支饮，不得息，葶苈大枣泻肺汤主之。（第十二27）

【语译】 肺热饮夹虚轻证的表现是呼吸困难，胸中憋闷，其治可选用葶苈大枣泻肺汤。

【注释】

支饮：支，阻结；饮，水饮之邪。

不得息：得，能也；息，呼吸。亦即呼吸困难，胸中憋闷。

葶苈大枣泻肺汤：既可辨治肺痈虚热证，又可辨治肺热饮夹虚轻证，用之必须审明病变证机。

【原文】 呕家本渴，渴者为欲解，今反不渴，心下有支饮故也，小半夏汤主之。（第十二28）

【语译】 呕吐日久不止，本有口渴，口渴为饮邪将要祛除，目前反而没有口渴，这是脾胃饮邪留结不去的缘故，其治可选用小半夏汤。

【注释】

渴者为欲解：渴，饮邪得去，津液欲复。

今反不渴：寒饮浸淫肆虐，水津气化被遏制。

【原文】 腹满，口舌干燥，此肠间有水气，己椒苈黄丸

主之。（第十二29）

【语译】 病人腹满，口舌干燥，病变证机是肠间水气阻滞，气不化津，其治可选用己椒苈黄丸。

【注释】

腹满：以腹部满闷不通为主，或以腹部胀满为主。

口舌干燥：病变证机是水饮内结，水饮阻遏阳气而不能气化水津，水津因之而不得上承。

肠间有水气：水气，水饮留结。

【方药】 己椒苈黄丸

防己 椒目 葶苈熬 大黄各一两（3g）

上四味，末之，蜜丸如梧子大，先食，饮服一丸，日三服。稍增，口中有津液。渴者，加芒硝半两。

【药解】 方中防己清利湿热，利大小便。椒目利水化饮，消除胀满。葶苈子通调水道，利水消肿，破坚逐饮。大黄泻热通便。以蜜为丸，补益中气，缓和药性，导饮不伤正。

【药理】 具有强心，利尿，抗炎，抗过敏，解除支气管平滑肌痉挛，调节支气管腺体分泌，调节内分泌等作用。

【原文】 卒呕吐，心下痞，膈间有水，眩悸者，小半夏加茯苓汤主之。（第十二30）

【语译】 病人突然呕吐，胃脘痞闷，膈间有水饮留结，头晕目眩，心悸，其治可选用小半夏加茯苓汤。

【注释】

卒呕吐：卒，突然。

心下痞：胃脘痞塞，或心胸痞闷。

膈间有水：病变证机是饮停心下，且上逆侵扰胸膈。

眩悸者：眩，头晕目眩；悸，心悸。

小半夏加茯苓汤：既是辨治脾胃支饮水逆证的基础方，又是辨治一切痰饮水逆寒证的基础代表方。

【方药】 小半夏加茯苓汤

半夏一升（24g）　生姜半斤（24g）　茯苓三两（9g）

上三味，以水七升，煮取一升五合。分温再服。

【药解】 方中半夏燥湿化湿，降泄和中。生姜宣畅气机，透散水气。茯苓渗湿健脾益气，利水气，伐饮邪，使水饮之邪从小便而去。

【药理】 具有调节水电解质代谢，调节胃肠道平滑肌蠕动，保护胃肠黏膜，调节呼吸中枢，改善肺肾功能，调节支气管腺体分泌，解除支气管平滑肌痉挛，促进新陈代谢，抗胃溃疡，抗氧化，抗心肌缺血，增强机体免疫功能，降血脂等作用。

【原文】 假令瘦人脐下有悸，吐涎沫而癫眩，此水也，五苓散主之。（第十二31）

【语译】 假如形体消瘦的人脐下悸动不安，呕吐涎沫，神志不清，头晕目眩，此病变证机是水气内停而肆虐侵扰，其治可选用五苓散。

【注释】

假令瘦人脐下有悸：假令，假如；瘦人，形体消瘦之人；脐下，肚脐以下，亦即部位概念；悸，筑筑然悸动不安。

吐涎沫而癫眩：吐涎沫，下焦水气上泛上溢；癫，精神错乱，引申为神志不清；眩，头晕目眩。

此水也：此，这也。病变证机是水气内停而肆虐侵扰上下内外。

【原文】 咳家，其脉弦，为有水，十枣汤主之。（第十二32）

【语译】 病人久咳不止，以脉弦为主，病变证机是水饮蕴结，其治可选用十枣汤。

【注释】

咳家：咳，肺系疾病，或非肺系疾病所引起的咳嗽；家，久治不愈。

其脉弦：弦脉主实证，病虽久不愈，但病变证机仍以实为主。

为有水：为，这；有，是；水，水饮。

十枣汤：水气内结无处不至，凡属于实者，皆可用十枣汤。

【原文】 夫有支饮家，咳烦，胸中痛者，不卒死，至一百日或一岁，宜十枣汤。（第十二33）

【语译】 在通常情况下，有的悬饮证类似支饮且久治不愈，咳嗽，心烦，胸中痛，此病虽重但近期尚不危及生命，可延至一百日或一年，其治可选用十枣汤。

【注释】

夫有支饮家：有，悬饮有类似支饮；家，久治不愈。

咳烦：咳，咳嗽；烦，心烦。形容咳嗽非常剧烈。

胸中痛：病变证机是饮结胸中，脉络阻塞，经气不通。

不卒死：病情不会在近期内危及生命。

至一百日或一岁：疾病在其演变过程中应积极采取有效治疗措施，防止疾病进一步发展与变化。

【原文】 久咳数岁，其脉弱者，可治；实大数者，死；其脉虚者，必苦冒，其人本有支饮在胸中故也，治属饮家。（第十二34）

【语译】 咳嗽多年不愈，病人脉弱，应及时治疗，预后良好；咳嗽，脉实大数，即使积极治疗，也预后不良；病人脉虚者，可有头昏不清，病变是饮邪留结胸肺，其治可从饮邪着手。

【注释】

久咳数岁：久，病久；数岁，多年，数年。

实大数者：病变证机是虚，脉象表现是实，脉证不符，虚实夹杂，病情危重，难以救治。

必苦冒：必，此处指示可能；苦，痛苦不堪；冒，头如有物所蒙。

其人本有支饮在胸中故也：本，素有；支，支撑，引申为阻结不通；支饮，饮邪阻结；胸中，胸肺。

治属饮家：属，从也；家，久病不愈。

【原文】 咳逆倚息不得卧，小青龙汤主之。（第十二35）

【语译】 咳嗽，气喘，胸闷，以手倚物呼吸，不能平卧，其治可选用小青龙汤。

【注释】

咳逆倚息不得卧：咳，咳嗽；逆，气喘，呼吸困难，胸闷；倚，倚靠，扶持；息，呼吸；倚息，以手倚物缓解呼吸困难。

【原文】 青龙汤下已，多唾，口燥，寸脉沉，尺脉微，手足厥逆，气从小腹上冲胸咽，手足痹，其面翕热如醉状，

因复下流阴股，小便难，时复冒者，与茯苓桂枝五味甘草汤，治其气冲。（第十二36）

【语译】用小青龙汤治疗后，病人唾液多，口干燥，寸脉沉，尺脉微，手足厥逆，自觉气从小腹上冲胸咽，手足麻木不仁，病人面部温热如醉状，又因肺中寒饮随经气可下注于股内侧，小便困难，时有头昏不清，其治可选用桂苓五味甘草汤，治疗浊气上逆。

【注释】

青龙汤下已：青龙汤，小青龙汤；下，治病祛邪下其寒饮；已，治疗。

多唾：病变证机是寒饮上溢。

口燥：病变证机是寒遏阳气不化津。

寸脉沉：病变证机是肺气被遏。

尺脉微：病变证机是阳气被郁。

气从小腹上冲胸咽：气，浊气上逆；小腹，包括少腹浊气上冲者，逆乱；胸，心胸。

手足痹：痹，麻木不仁。

其面翕热如醉状：翕，温温；如，像；如醉状，像醉酒人面赤一样。

因复下流阴股：复，归也，去也；下流，下注；阴股，下肢股内侧。

【方药】桂苓五味甘草汤（苓桂五味甘草汤）

桂枝去皮，四两（12g）　茯苓四两（12g）　甘草炙，三两（9g）　五味子半升（12g）

上四味，以水八升，煮取三升，去滓。分三温服。

【药解】　方中桂枝温肺化饮，通阳下气，平喘止咳，助肺气以通调水道。茯苓健脾渗湿。五味子收敛肺气，使肺气下行以肃降，调和肺气宣降。甘草益肺气，和中气。

【原文】　冲气即低，而反更咳，胸满者，用桂苓五味甘草汤去桂加干姜、细辛，以治其咳满。（第十二37）

【语译】　浊气上逆心胸减轻，但药后又有咳嗽加重，胸满者，其治可选用桂苓五味甘草汤去桂加干姜、细辛，以治咳嗽、胸满。

【注释】

冲气即低：冲气，浊气上逆；低，减轻，好转。

而反更咳：而，可是；反，又有；更，加重。

【方药】　苓甘五味姜辛汤

茯苓四两（12g）　甘草三两（9g）　干姜三两（9g）　细辛三两（9g）　五味子半升（12g）

上五味，以水八升，煮取三升，去滓。温服半升，日三。

【药解】　方中干姜温暖肺气，散寒化饮。细辛温肺化饮，宣肺散寒。茯苓益气渗湿泻饮。五味子收敛肺气。甘草补中益气，培土生金，和调肺气。

【药理】 具有解除支气管平滑肌痉挛，调节胃肠道蠕动，调节心律，抗心脑缺氧，抗过敏，抗病毒，改善微循环等作用。

【原文】 咳满即止，而更复渴，冲气复发者，以细辛、干姜为热药也。服之当遂渴，而渴反止者，为支饮也。支饮者，法当冒，冒者必呕，呕者复内半夏，以去其水。（第十二38）

【语译】 咳嗽和胸满症状解除，反而又发口渴，浊气上冲胸咽复发，这是因为细辛、干姜用量太过；服用细辛、干姜应有口渴，其口渴常常是未经治疗即止，病证表现不是用细辛、干姜的缘故，而是饮邪阻滞所致。饮邪阻滞者，根据病变证机可有头目昏眩，头目昏眩者可能引起呕吐，根据呕吐再调整方药，加半夏以降逆燥湿化饮。

【注释】

咳满即止：止，症状解除，但病变证机仍在。

而更复渴：而，反而；更，又；复，复发，发作。

冲气复发者：冲气，即桂苓五味甘草汤主治的"气从小腹上冲胸咽"；复，复发。

以细辛、干姜为热药也：热药，用热药量太过。

服之当遂渴：热药散寒，散寒之中必伤津，口渴属于正常现象，一般不必治疗，也不必大惊小怪。

而渴反止者：渴，热药伤津之口渴，或饮水自救，或服药补救；止，口不渴。

法当冒：法，根据病变证机；当，可能；冒，头目昏眩。

冒者必呕：必，此处指可能，即头晕目眩伴有恶心呕吐。

呕者复内半夏，以去其水：内，纳也，加也；水，饮也。

【方药】 桂苓五味甘草去桂加姜辛夏汤

茯苓四两（12 g）　甘草二两（6 g）　细辛二两（6 g）　干姜二两（6 g）　五味子半升（12 g）　半夏半升（12 g）

上六味，以水八升，煮取三升，去滓。温服半升，日三。

【药解】 方中干姜温肺化饮。细辛温肺散寒，温阳化饮。半夏降逆化痰，醒脾燥湿。五味子收敛肺气。茯苓渗湿化饮，健脾和胃。甘草益气和中。

【药理】 具有解除支气管平滑肌痉挛，增强机体免疫功能，调节心律，抗炎，抗过敏，改善微循环，增强免疫功能等作用。

【原文】 水去呕止，其人形肿者，加杏仁主之。其证应内麻黄，以其人遂痹，故不内之。若逆而内之，必厥。所以

然者，以其人血虚，麻黄发其阳故也。（第十二39）

【语译】 病人水饮之邪去，呕吐停止，但身体水肿仍在，治疗时应在前方中加杏仁。根据病证表现应加麻黄，因病人有血虚，所以又不能加麻黄。违背病变证机而加麻黄，可能引起手足厥冷，或手足麻木不仁。为何会有这种现象呢，是因为病人素有血虚，麻黄易损伤阳气阴血。

【注释】

水去呕止：水，水饮；去，祛除，消散；止，停止。

其人形肿者：形，身体；肿，水肿。

其证应内麻黄：应，根据；内，纳，用也，加也。

以其人遂痹：以，所以；遂，即，随之；痹，血痹，亦即血虚。

若逆而内之：逆，违背病变证机。

必厥：必，可能；厥，手足厥冷，手足麻木不仁。病变证机是血虚不能滋荣。

麻黄发其阳故也：发，发泄，引申为损伤；阳，阳气，应包涵阴血。

【方药】 苓甘五味加姜辛半夏杏仁汤

茯苓四两（12 g）　甘草三两（9 g）　细辛三两（9 g）　干姜三两（9 g）　五味子半升（12 g）　半夏半升（12 g）　杏仁去皮尖，半升（12 g）

上七味，以水一斗，煮取三升，去滓。温服半升，日三。

【药解】 方中干姜温肺散寒，通阳化饮，温畅气机。细辛散寒化饮。半夏燥湿化痰。杏仁肃降肺气平喘，通调水道消肿。五味子收敛肺气，使肺气清肃内守。茯苓渗湿，断绝饮生之源。甘草益气健脾，补肺祛痰。

【药理】 具有解除支气管平滑肌痉挛，增强机体免疫功能，强心，消炎，抗过敏，抗心脑缺氧，改善微循环等作用。

【原文】 若面热如醉，此为胃热上冲熏其面，加大黄以利之。（第十二40）

【语译】 寒饮郁肺证的表现，若面色红赤如醉酒色者，这是胃热上冲熏蒸于面，其治可选用前方加大黄（苓甘五味加姜辛半杏大黄汤）以清利。

【注释】

若面热如醉：肺胃寒热夹杂证，病变证机是"此为胃热上冲熏其面"。

此为胃热上冲熏其面：熏，熏蒸，引申为侵扰。

【方药】 苓甘五味加姜辛半杏大黄汤

茯苓四两（12 g） 甘草三两（9 g） 细辛三两（9 g） 干姜三两（9 g） 五味子半升（12 g） 半夏半升（12 g） 杏仁去皮尖，半升（12 g） 大黄三两（9 g）

上八味，以水一斗，煮取三升，去滓。温服半升，日三。

【药解】 方中干姜温肺化饮。杏仁降逆止咳。细辛散寒化饮。半夏燥湿化饮。五味子收敛肺气，使肺气宣散而不浮越，使肺气肃降而不走泄，使肺气宣发肃降。茯苓渗湿，使水湿从小便而去，健脾益气。大黄清泻胃中邪热，使热从下去。甘草益气补肺，缓和辛热之燥烈，制大黄之峻泻。

【药理】 具有解除支气管平滑肌痉挛，增强机体免疫功能，抗病毒，消炎，抗过敏，改善微循环，调节内分泌等作用。

【原文】 先渴后呕，为水停心下，此属饮家，小半夏加茯苓汤主之。（第十二41）

【语译】 口渴在前，呕吐在后，病变证机是水饮之邪停留在胃脘，这属于饮邪留结日久不去的缘故，其治可选用小半夏加茯苓汤。

【注释】

先渴后呕：渴，口渴不欲多饮，多饮则呕吐，病变证机是水饮内停，阻遏气机，气不化津，津不上承，渴欲饮水，以水助水，水气内盛，胃气不降，浊气上逆。

为水停心下：水，水饮之邪；停，蕴结肆虐；心下，胃脘。

第十三章
消渴小便不利淋病脉证并治第十三

【原文】 厥阴之为病，消渴，气上冲心，心中疼热，饥而不欲食，食即吐。下之不肯止。（第十三1）

【语译】 厥阴肝患病的症状表现，饮水不能解渴，肝热之浊气肆虐侵扰心胸脘腹，心胸中烦热疼痛，饥而不思饮食，食则呕吐。其治若用下法，则下利不能自止。

【注释】

厥阴之为病：厥阴，厥阴肝；为，患病；病，症状表现。

消渴：消，消耗，消散；消渴，饮水不能解渴。

气上冲心：气，肝热；上，侵扰；冲，肆虐；心，心胸脘腹。

心中疼热：心胸烦热疼痛，或脘腹灼热疼痛。

饥而不欲食：病变证机是热不在胃而知饥，肝被热扰而不能疏达胃气，故饥不欲食。

下之不肯止：下之，肝热证之不大便类似可下证，其治当从肝热但不可盲目用下法；不肯止，肝气因下而伤，泄利不能自止。

【原文】 寸口脉浮而迟，浮即为虚，迟即为劳；虚则卫气不足，劳则营气竭。

趺阳脉浮而数，浮即为气，数即消谷而大坚；气盛则溲数，溲数即坚，坚数相搏，即为消渴。（第十三2）

【语译】 寸关尺三部脉浮而迟：脉浮主正虚，脉迟主劳伤。虚则卫气因之而虚弱，劳则营气因之而虚衰。

趺阳脉浮而数：脉浮主邪气实；脉数主消谷易饥，大便干结。邪实则小便数，小便数则大便坚硬干结，大便干结与小便数相互影响，这叫作消渴。

【注释】

浮即为虚：浮，脉浮而无力。

迟即为劳：劳，正气因劳而伤。

虚则卫气不足：虚，正气虚弱；不足，虚弱。

劳则营气竭：劳，劳伤；竭，虚衰。

浮即为气：气，邪气实。

数即消谷而大坚：数，小便数；消谷，饮食易饥；大，甚也；坚，大便干结。

气盛则溲数：气，邪气；盛，热也；溲，小便；溲数，小便多。

溲数即坚：溲，小便；数，多也；坚，大便坚硬。病变证机是水津偏渗水道而不能滋润肠道。

坚数相搏：坚，大便坚硬；数，小便频数；相搏，相互影响。

【原文】 男子消渴，小便反多，以饮一斗，小便一斗，肾气丸主之。（第十三3）

【语译】 男子消渴病的表现是小便反增多，饮水也多，小便亦多，其治可选用肾气丸。

【注释】

男子消渴：男子，包括女子。

小便反多：本有阴虚，其小便本应量少，因病变证机有阳虚，故小便反多。

以饮一斗：以，用也；一斗，形容饮水多。

小便一斗：一斗，形容小便多。

肾气丸：既可辨治病变部位以肾为主，又可辨治非以肾为主且有阴阳俱虚者。

【原文】 脉浮，小便不利，微热，消渴者，宜利小便、发汗，五苓散主之。（第十三4）

【语译】 脉浮，小便不利，身有微热，饮水多但又不能解渴，其治可选用五苓散。

【注释】

脉浮：太阳病未解，正气仍抗邪于外，但未必尽主太阳病。

小便不利：里有气化不利，水气内停。

微热：轻微发热，即太阳病仍在，正邪相争。

消渴：饮水多但又不解渴。病变证机是气化不利，阴津不得上承。

五苓散：既可辨治内外夹杂性病变以水气为主，又可辨治内伤三焦夹杂性水气病变。

【原文】 渴欲饮水，水入则吐，名曰水逆，五苓散主之。（第十三5）

【语译】 病人口渴欲饮水，饮水入口则吐，这样的病证叫作水逆，其治可选用五苓散。

【注释】

水入则吐：水气内停，阻遏阳气不能气化水津，水津不得上承，饮水又加剧水气内停，两水相恶而上逆则吐。

名曰水逆：水逆，渴欲饮水，水入则吐。

【原文】 渴欲饮水不止者，文蛤散主之。（第十三6）

【语译】 口渴虽饮水多，但不能解渴，其治可选用文蛤散。

【注释】

渴欲饮水不止者：不止，渴因饮水而不能缓解。病变证机是阴津被热所伤而不得滋润。

文蛤散：既可辨治脾胃津伤消渴证，又可辨治湿郁营卫证。

【原文】 淋之为病，小便如粟状，小腹弦急，痛引脐中。（第十三7）

【语译】 淋病的表现，小便如淘米水状，小腹弦紧拘急疼痛，其疼痛牵引肚脐周围。

【注释】

淋之为病：淋，淋病；病，病证表现。

小便如粟状：粟，米也；如粟状，小便混浊如淘米水状。

小腹弦急：小腹，包括少腹；弦急，包括胀满、疼痛、挛急、拘急等。

痛引脐中：引，牵引；脐中，脐周。

【原文】 趺阳脉数，胃中有热，即消谷引食，大便必坚，小便即数。（第十三8）

【语译】 趺阳脉数，胃中有邪热，就消谷易饥，大便必定坚硬，小便必定频数。

【注释】

胃中有热：胃，包括脾；热，郁热内盛。

消谷引食：消谷，饮食易饥；引食，虽饮食但仍然饥饿。

大便必坚：必，必定。

小便即数：病变证机是邪热内盛，逼迫津液而偏渗水道。

【原文】 淋家，不可发汗，发汗则必便血。（第十三9）

【语译】 病是内外夹杂性病变，在里有淋病，在表有太阳病，即使以表证为主，其治不能仅用发汗方药，用之则会损伤脉络引起小便夹血。

【注释】

淋家：淋，小便不利；家，日久不愈。

不可发汗：不能仅用发汗方药，使用发汗药必须兼顾淋病。

发汗则必便血：发汗，仅用发汗方药；必，此处指可能；便血，小便夹血。

【原文】 小便不利者，有水气，其人苦渴，栝楼瞿麦丸主之。（第十三10）

【语译】 肾虚水气证的表现是小便不利，病变证机是水气内停，并有口渴甚，其治可选用栝楼瞿麦丸。

【注释】

有水气：水气，病变证机。

其人苦渴：病变证机是肾气虚弱，不能气化阴津，阴津损伤，不能上承，病变证机以虚为主，或病证表现是饮水较多；或水气内停，阻遏阴津不能布行，病变证机以水气为主，病证表现特点是虽口渴但饮水不多。

【方药】 栝楼瞿麦丸

栝楼根二两（6g）　茯苓三两（9g）　薯蓣三两（9g）　附子炮，一枚（5g）　瞿麦一两（3g）

上五味，末之，炼蜜丸，梧子大，饮服三丸，日三服。不知，增至七八丸，以小便利，腹中温为知。

【药解】 方中附子温肾阳，助气化，使水有所主。栝楼根润燥养阴，生津止渴。瞿麦降泄渗湿，通利小便。薯蓣（山药）益气养阴，补益肾气，健脾和胃。茯苓渗湿利水。

【药理】 具有改善肾功能，调节水液代谢，调节肾上腺皮质功能，抗自由基，增强机体免疫功能，强心，消炎等作用。

【原文】 小便不利，蒲灰散主之；滑石白鱼散、茯苓戎盐汤并主之。（第十三11）

【语译】 根据小便不利的病变证机，其治可选用蒲灰散，或选用滑石白鱼散，或选用茯苓戎盐汤。

【注释】

蒲灰散：主治病变证机以瘀为主，病证以刺痛为主。

滑石白鱼散：主治病变证机以瘀湿为主，病证以痛重为主。

茯苓戎盐汤：主治病变证机以气虚湿热为主，病证以下重为主。

【方药1】 蒲灰散

蒲灰七分（21g） 滑石三分（9g）

上二味，杵为散，饮服方寸匕，日三服。

【药解】 方中蒲灰（蒲黄）既能活血化瘀，又能利尿祛湿，更能通淋止痛止血。滑石通窍利小便，通淋祛湿热。

【药理】 具有调节水液代谢，抑制血小板聚集，改善微循环，对心脑血管双向调节，抗氧化，改善肾功能，降血脂，增强机体免疫功能，抗心脑缺氧，消炎等作用。

【方药2】 滑石白鱼散

滑石二分（6g） 乱发烧，二分（6g） 白鱼二分（6g）

上三味，杵为散，饮服方寸匕，日三服。

【药解】 方中滑石清膀胱热结，利膀胱湿聚，通利小便，止淋涩痛。乱发活血化瘀，利窍祛湿。白鱼利水散瘀，长于利水。

【药理】 具有调节水液代谢，调节内分泌，改善微循环，对心脑血管双向调节，抗氧化，改善肾功能，降血脂，增强机体免疫功能，抗心脑缺氧，消炎等作用。

【方药3】 茯苓戎盐汤

茯苓半斤（24g） 白术二两（6g） 戎盐弹丸大一枚（15g）

上三味（注：上三味之后用法乃《四部备要》补注），先将茯苓、白术煎成，入戎盐煎，分三服。

【药解】 方中茯苓淡渗而利小便，通窍而泄淋浊，祛湿而利气机。白术健脾益气燥湿，使水湿得以运化。戎盐（青盐）味咸气寒，入少阴肾以治实热，善利膀胱湿热，通肾窍而主小便不利，泄湿热而止溺血。

【药理】 具有调节胃肠道蠕动，调节水液代谢，调节内分泌，调节呼吸中枢，解除平滑肌痉挛，改善微循环，降血糖，降血脂，降尿酸，改善肾功能，增强机体免疫功能，抗心脑缺氧，消炎，抗病毒等作用。

【原文】 渴欲饮水，口干舌燥者，白虎加人参汤主之。（第十三12）

【语译】 如果病人口渴欲饮水，饮后仍口干舌燥者，其治可选用白虎加人参汤。

【注释】

渴欲饮水：饮水多且不能解渴，病变证机是邪热大伤阴津。

口干舌燥者：前言渴欲饮水，后言口干舌燥，即口渴饮水而没有得到缓解。

【原文】 脉浮，发热，渴欲饮水，小便不利者，猪苓汤主之。（第十三13）

【语译】 脉浮，发热，渴欲饮水，小便不利者，其治可选用猪苓汤。

【注释】

脉浮：阳明水气郁热水气证之脉浮应与太阳病相鉴别。

发热：阳明水气郁热水气证之发热应与太阳病相鉴别。

渴欲饮水：阳明水气郁热水气证之病人口渴但饮水不多，因病变证机原有水气内停。

【方药】 猪苓汤

猪苓去皮　茯苓　泽泻　阿胶　滑石碎，各一两（3g）

上五味，以水四升，先煮四味，取二升，去滓。内阿胶烊消。温服七升。日三服。

【药解】 方中猪苓利水清热。阿胶养血益阴润燥。泽泻泄热利水。茯苓健脾益气，利水渗湿。滑石利水清热。

【药理】 具有改善肾功能，抗结石，调节水液代谢，调节钾、钙、钠、氯代谢，增强机体免疫功能，调节血压，调节心律，抗心肌缺血，抗心脑缺氧，降血脂，调节肾上腺皮质功能，抗自由基，消炎，抗病毒，抗过敏等作用。

第十四章
水气病脉证并治第十四

【原文】 师曰：病有风水、有皮水、有正水、有石水、有黄汗。风水，其脉自浮，外证骨节疼痛，恶风；皮水，其脉亦浮，外证胕肿，按之没指，不恶风，其腹如鼓，不渴，当发其汗；正水，其脉沉迟，外证自喘；石水，其脉自沉，外证腹满，不喘；黄汗，其脉沉迟，身发热，胸满，四肢头面肿，久不愈，必致痈脓。（第十四1）

【语译】 老师说：病有风水、有皮水、有正水、有石水、有黄汗。

风水的病证表现是病人脉浮，外在病证有骨节疼痛，怕风。

皮水的病证表现是病人脉亦浮，外在病证有水肿，按之凹陷没指，不怕风，腹大如鼓状，口不渴，其治当发其汗。

正水的病证表现是病人脉沉迟，外在病证有气喘。

石水的病证表现是病人脉沉，外在病证有腹满，但无气喘。

黄汗的病证表现是病人脉沉迟，身体发热，胸满，四肢及头面水肿，日久不愈，可有痈脓。

【注释】

病有风水：风，善于上行；风水，眼睑水肿。

有皮水：皮，皮肤肌肉；皮水，水气在脾，皮肤肌肉水肿，按之凹陷没指。

有正水：正，肺也，亦即水气在肺。

有石水：石，肾也，亦即水气在肾。

有黄汗：病以汗出色黄为主。

外证骨节疼痛：外证，在外的病证表现。在里也有水气的病变证机与病证表现。

外证胕肿：胕，浮肿。

按之没指：按压水肿部位，水肿处凹陷淹没手指。

其腹如鼓：腹，腹大；鼓，如鼓状。

久不愈：久治不愈。

必致痈脓：必，此处指可能；致，有也；痈，痈肿；脓，脓肿。

【原文】 脉浮而洪，浮则为风，洪则为气，风气相搏，风强则为隐疹，身体为痒，痒为泄风，久为痂癞；气强则为水，难以俯仰；风气相击，身体洪肿，汗出乃愈；恶风则虚，此为风水；不恶风者，小便通利，上焦有寒，其口多涎，此为黄汗。（第十四2）

【语译】 脉浮而洪，脉浮以风邪侵扰为主，脉洪以正气抗邪为主，正邪相互搏斗，风邪盛则可能演变为隐疹，身体瘙痒，痒的病变证机是风邪走窜，病变日久不愈可能演变为皮肤粗糙甲错结痂；水气内盛可能演变为水肿，身体肿胀则俯仰困难；风邪与水气相互搏击，身体则更加肿胀，发汗方药可使水气从汗而泄；怕风的病变证机是卫气虚弱，这是太阳风水表虚证；病人不怕风，小便正常，这是上焦阳虚不固，所以口中涎沫较多，这样的病证叫作黄汗。

【注释】

脉浮而洪：脉浮，正邪相争以风邪为主；脉洪，正邪相争以正气抗邪为主。

浮则为风：风，以风邪侵扰为主。

洪则为气：气，以正气抗邪为主。

风气相搏：风，风邪；气，水气。即风邪与水气相互搏结。再则，洪则为气之"气"是正气；风气相搏之"气"是水气。

风强则为隐疹：风，风邪；强，强盛；隐疹，疹痒时有时无，以风邪强盛为主可能演变为隐疹。

痒为泄风：痒，疹痒；泄，走窜。其病变证机是风邪走窜肌肤营卫。

久为痂癞：痂，疥也，或疮表面结状物；癞，癣疥类皮肤病，亦即皮肤粗糙甲错结痂。

气强则为水：气，水气。以水气盛为主可能演变为水肿。

风气相击：风邪与水气相互搏结。

身体洪肿：洪，明显；肿，身体肿胀。

小便通利：通利，正常。

上焦有寒：寒，阳虚生寒。

其口多涎：病变证机是阳虚不能固摄阴津。

黄汗：以汗出色黄为主的一类疾病。

【原文】 寸口脉沉滑者，中有水气，面目肿大，有热，名曰风水；视人之目窠上微拥，如蚕新卧起状，其颈脉动，时时咳，按其手足上陷而不起者，风水。（第十四3）

【语译】 寸关尺三部脉沉而滑，病变证机是里有水气浸淫，在外有面目浮肿胀大，身体发热，这样的病证叫作风水；望病人眼睑凹陷处有轻微肿胀，如僵蚕刚刚伏卧隆起之状，病人颈部动脉搏动较甚，时而有咳嗽，按压病人手足肿胀部位则出现凹陷不起，这是风水的典型症状。

【注释】

中有水气：中，里也；水气，病变证机是水气蕴结在里。

有热：身体发热，或体温升高，或自觉发热。

视人之目窠上微拥：目窠，眼睑凹陷处；上，部位；

拥，肿胀。

如蚕新卧起状：蚕，僵蚕；新卧，刚刚伏卧；起，隆起；状，形状。

其颈脉动：病人颈部动脉搏动。

按其手足上陷而不起者：手足上，手足肿胀部位；陷，肿胀凹陷；不起，凹陷不能随手而起。

风水：既有内伤杂病之风水，又有外感疾病之风水。

【原文】 太阳病，脉浮而紧，法当骨节疼痛，反不痛，身体反重而痠，其人不渴，汗出即愈，此为风水。恶寒者，此为极虚，发汗得之。

渴而不恶寒者，此为皮水。

身肿而冷，状如周痹，胸中窒，不能食，反聚痛，暮躁不得眠，此为黄汗，痛在骨节。

咳而喘，不渴者，此为脾胀，其状如肿，发汗即愈。

然诸病此者，渴而下利，小便数者，皆不可发汗。（第十四4）

【语译】 太阳风水表实证的表现是脉浮而紧，根据病变证机应有骨节疼痛，但目前病证表现没有骨节疼痛，身体反而沉重酸困，病人口淡不渴，其治可选用发汗方法，病可向愈，这样的病证叫作风水。如果病人怕冷，这是太阳风水表虚证用治实证的方法而大伤阳气的缘故。

口渴，不恶寒者，这是皮水热证的基本表现。

病人身体肿胀，怕冷，症状表现类似全身肌肉关节痹证，胸中窒塞不通，不能饮食，更有疼痛固定不移，傍晚烦躁不得睡眠，这是黄汗证的表现，疼痛病变部位在骨节。

咳嗽，气喘，口不渴，这样的病证表现可能夹杂脾胀的症状表现，症状表现似身体水肿，其治可选用发汗方药，则病可向愈。

如此诸多疾病有水气者，口渴，下利，小便频数，皆不可发汗。

【注释】

太阳病：辨太阳病为太阳风水表实证。

法当骨节疼痛：法，根据；当，应当。

身体反重而痠：反，反而。即外感太阳病，在一般情况下应有身体疼痛，但在特殊情况下可有身体沉重酸困，其病变证机是水气浸淫壅滞。

此为极虚，发汗得之：极虚，本来有虚，加上治疗不当又大伤正气，即虚者更虚。

渴而不恶寒者：渴，病变证机属于邪热伤津；不恶寒，里有郁热，蒸透于外。

此为皮水：皮水，以皮肤水肿为主。

身肿而冷：身肿，身体肿胀；冷，周身怕冷。

状如周痹：状，症状表现；如，像，类似；周痹，全身肌肉关节疼痛。

胸中窒：胸中气机阻塞不通。

反聚痛：反，更有；聚，凝聚，固定不移。

暮躁不得眠：暮，傍晚；躁，烦躁。

痛在骨节：痛，疼痛病变部位；骨节，筋脉骨节。

脾胀：脾胀的症状表现是脘腹胀满。

其状如肿：状，症状表现；肿，水肿。

发汗即愈：发汗，使用发汗方药；愈，向愈，或病情缓解。

然诸病此者：然，如此；诸，诸多；此，水气病。

渴而下利：渴，口渴不欲多饮；下利，饮邪下注。

小便数者：小便次数多，或小便量多。

皆不可发汗：水气病出现水肿，其治可用发汗方药；若病以里证为主，当以治里为主，不能仅用发汗方药，但可酌情配伍发汗药。

【原文】 里水者，一身面目黄肿，其脉沉，小便不利，故令病水。假如小便自利，此亡津液，故令渴也，越婢加术汤主之。（第十四5）

【语译】 在里是阳郁水气热证，全身上下面目水肿，色泽偏黄，病人脉沉，小便不利，有水气病变证机。假如小便自利，这不是水气从下而去，而是阴津从下而泄，所以有口渴，其治可选用越婢加术汤。

【注释】

里水者：里，脾胃；水，水气病变。

一身面目黄肿：一身，全身上下；黄，肌肤发黄；肿，水肿。

故令病水：故，所以；令，有也。

此亡津液：亡，损伤；津液，阴津。

【方药】 越婢加术汤

麻黄六两（18g）　石膏半斤（24g）　生姜三两（9g）　大枣十五枚　甘草二两（6g）　白术四两（12g）

上六味，以水六升，先煮麻黄去沫，内诸药，煮取三升，分温三服。恶风加附子一枚，炮。

【药解】 方中麻黄发越脾胃郁阳，行散水气。石膏清透脾胃阳郁之热。白术健脾燥湿，运化水湿，杜绝水湿变生之源。生姜宣散，调理脾胃气机，发越郁阳。大枣、甘草，补中益气，和中补脾，并调和诸药。

【药理】 具有对胃肠平滑肌双向调节，调节支气管腺体分泌，解除支气管平滑肌痉挛，调节腺体分泌，调节胃肠道蠕动，抗自由基，降低心肌收缩力，调节中枢神经，增强机体免疫功能等作用。

【原文】 趺阳脉当伏，今反紧，本自有寒，疝瘕，腹中

痛，医反下之，下之即胸满，短气。（第十四6）

【语译】 脾胃水气寒证，在通常情况下，趺阳脉应以伏为主，现在反而以紧为主，根据病变证机是素体有寒，疝气瘕聚，腹中痛，医生且用下法，下后出现胸满，短气。

【注释】

趺阳脉当伏：趺阳脉，足阳明之脉；当，应也；伏，脉伏而不见。

今反紧：今，目前，现在；紧，脉紧。

本自有寒：本，根据；自，起源于内，素体。

疝瘕：疝，集聚；瘕，时聚时散。

医反下之：脾胃水气寒证类似可下证，但不可用下。

下之即胸满：下之，用下法而损伤正气；胸满，气伤而壅滞。

【原文】 趺阳脉当伏，今反数，本自有热，消谷，小便数，今反不利，此欲作水。（第十四7）

【语译】 脾胃水气热证，在通常情况下，趺阳脉应以伏为主，现在反而以数为主，根据病变证机是素体有热，饮食易饥，小便频数，但目前小便反而不利，这将要演变为水气病证。

【注释】

今反数：今，目前，现在；反，反于常；数，脉数。

本自有热：本，根据；自，起源于内，素体。

消谷：饮食易饥。

小便数：小便量多且次数也多。

今反不利：现在小便不是多而是不利，亦即病不是消渴，而是水气热证。

此欲作水：此，这也；欲，将要；作，演变；水，水气病变。

【原文】 寸口脉浮而迟，浮脉则热，迟脉则潜，热潜相搏，名曰沉；趺阳脉浮而数，浮脉即热，数脉即止，热止相搏，名曰伏；沉伏相搏，名曰水；沉则脉络虚，伏则小便难，虚难相搏，水走皮肤，即为水矣。（第十四8）

【语译】 寸关尺三部脉浮而迟，脉浮主邪热侵扰，脉迟主水气潜藏，邪热侵扰与水气潜藏相互搏结，叫作水气潜藏热证；趺阳脉浮而数，脉浮主邪热侵扰，脉数主水气留结，邪热侵扰与水气留结相互搏结，叫作水气隐伏热证；水气潜藏与水气隐伏相互搏结，叫作水气潜伏热证；水气邪热潜藏浸淫肌肤脉络，水气邪热隐伏阻遏气机，则可演变为小便不利，水气浸淫肌肤脉络与小便不利互为因果，水气溢于皮肤而为水肿，这是水气热证。

【注释】

浮脉则热：热，邪热。

迟脉则潜：潜，水气潜藏。

热潜相搏：邪热与水气相互搏结潜藏。

名曰沉：沉，水气潜藏。

数脉即止：止，水气停留。

热止相搏：邪热与水气相搏。

名曰伏：伏，隐伏。

沉伏相搏：沉，水气潜藏；伏，水气隐伏。

名曰水：水，水气潜伏热证。

沉则脉络虚：虚，水气所居之处谓之虚。

虚难相搏：虚，肌肤脉络受邪；难，小便难。

水走皮肤：水气浸淫肌肤。

【原文】 寸口脉弦而紧，弦则卫气不行，即恶寒，水不沾流，走于肠间。

少阴脉紧而沉，紧则为痛，沉则为水，小便即难。（第十四9）

【语译】 寸关尺三部脉弦而紧，脉弦主卫气不能顾护肌肤，则恶寒；水津不能滋润、游溢脏腑经脉，而偏走于肠间。

少阴心肾之脉紧而沉，脉紧主疼痛，脉沉主水气，小便即困难。

【注释】

弦则卫气不行：不行，或卫气不能顾护肌肤，或不能气化水津。

水不沾流：沾，浸润，引申为滋润；流，运行，周流。

走于肠间：走，浸淫，亦即水气浸淫；肠间，大肠小肠之间。

少阴脉紧而沉：少阴，心肾；脉，心肾之脉。

紧则为痛：紧，脉紧；痛，心痛，腰痛。

沉则为水：沉，脉沉；水，水气内停。

小便即难：难，小便不利，小便少。

【原文】 脉得诸沉，当责有水，身体肿重；水病脉出者，死。（第十四10）

【语译】 疾病的脉象形态都会出现沉脉，此辨证求机应是水气内停，身体肿胀沉重；若水气内停之脉不是沉而是浮，其病情较重，预后不良。

【注释】

脉得诸沉：得，出现，显现；诸，很多，并非所有；沉，沉伏。

当责有水：当，应当；责，根源，引申为辨证求机；水，水气内停。

身体肿重：肿，水肿；重，沉重。

水病脉出者：水病，水气内停之病；脉出，脉由沉而演变浮者，但水气病变没有减轻。

【原文】 夫水病人，目下有卧蚕，面目鲜泽，脉伏，其人消渴；病水，腹大，小便不利，其脉沉绝者，有水，可下之。（第十四11）

【语译】 在通常情况下，水气病人，眼睑下部浮肿如蚕状，面目色泽光亮，脉沉伏，病人口渴比较明显；患有水气内停，腹部胀大，小便不利，脉沉伏不见，病变证机是水气，其治可选用下法。

【注释】

夫水病人：夫，在通常情况下；水病人，患有水气浸淫病变的人。

目下有卧蚕：目下，下眼睑；有，如也；卧蚕，像蚕卧之状。

面目鲜泽：鲜泽，光泽，光亮。

脉伏：因水气郁遏血脉而致。

其人消渴：口渴比较重，应与消渴病相鉴别。

病水：病，患病；水，水气病变。

其脉沉绝者：绝，脉伏而不见。

【原文】 问曰：病下利后，渴饮水，小便不利，腹满因

肿者，何也？答曰：此法当病水，若小便自利及汗出者，自当愈。（第十四12）

【语译】　学生问：病人下利后，出现口渴饮水，小便不利，腹部胀满伴有四肢水肿，这是为什么？老师说：根据病证表现应是患有水气，假如小便自利及汗出，这是机体阴阳恢复，病可向愈。

【注释】

病下利后：病，水气病人；下利，大便溏泄；后，之后的病证。

渴饮水：下利伤津，则渴欲饮水。

小便不利：水气内停。

腹满因肿者：腹满，腹部胀满；因，伴有；肿，四肢水肿。

此法当病水：法，根据；当，应当；病，病变证机与病证表现；水，水气浸淫内外上下。

若小便自利及汗出者：小便自利，水气从小便而泄；汗出，水气从汗而泄。

自当愈：自，机体阴阳。

【原文】　心水者，其身重而少气，不得卧，烦而躁，其人阴肿。（第十四13）

【语译】　心水气证的表现是身体沉重，少气乏力，不得躺卧，心烦身躁，病人阴部水肿。

【注释】

心水者：水气病变在心。

其身重而少气：身重，水气浸淫而困扰；少气，水气阻滞气机而不得运行。

不得卧：水气内盛而壅遏气机。

烦而躁：水气浸淫侵扰心神。

其人阴肿：阴肿，前阴肿胀，辨治阴肿的病变证机不局限于肾，更有心水气而下注者。

【原文】 肝水者，其腹大，不能自转侧，胁下腹痛，时时津液微生，小便续通。（第十四14）

【语译】 肝水气证的表现是病人腹大，不能自主转侧活动，胁下及腹痛，正气不断恢复并能渐渐化生阴津，小便由不利转变为渐渐通畅。

【注释】

肝水者：水气病变在肝。

不能自转侧：自，自主；转侧，身体正常活动。

胁下腹痛：下，里也，内也；胁下，胁里；腹痛，指胁里腹痛。

时时津液微生：时时，不断，连续；津液，化生水津；微，渐渐；生，化生阴津。

小便续通：续，渐渐；通，通畅。

【原文】 肺水者，其身肿，小便难，时时鸭溏。（第十四15）

【语译】 肺水气证的表现是病人身体肿胀，小便不利，大便溏泄有时像鸭便一样。

【注释】

肺水者：水气病变在肺。

其身肿：肿，沉重，困重。

小便难：难，不利，不通。

时时鸭溏：鸭，像鸭；溏，大便溏泄。

【原文】 脾水者，其腹大，四肢苦重，津液不生，但苦少气，小便难。（第十四16）

【语译】 脾水气证的表现是病人腹部胀大，四肢沉重痛苦不堪，水津不得所化，可有非常明显的气短不足一息，小便不利。

【注释】

脾水者：水气病变在脾。

四肢苦重：苦，痛苦不堪；重，沉重，困重。

津液不生：津液，水津；生，化生，气化。

但苦少气：但，可也；苦，非常明显。

小便难：病变证机是脾气不能运化水津，水津郁结而不得下行。

【原文】 肾水者，其腹大，脐肿，腰痛，不得溺，阴下湿如牛鼻上汗，其足逆冷，面反瘦。（第十四17）

【语译】 肾水气证的表现是病人腹部胀大，肚脐凸肿，腰痛，不能小便，阴部潮湿像牛鼻上的汗珠一样，足部厥冷，面部肌肉消瘦。

【注释】

肾水者：水气病变在肾。

脐肿：脐，肚脐；肿，凸肿，肿大。

不得溺：溺，小便。

阴下湿如牛鼻上汗：阴，前后二阴；湿，潮湿；牛鼻，像牛鼻；上，部位；汗，汗珠。

其足逆冷：逆，厥也。

面反瘦：病变证机是水气在肾，肾精不能上奉于面。

【原文】 师曰：诸有水者，腰以下肿，当利小便；腰以上肿，当发汗乃愈。（第十四18）

【语译】 老师说：所有水肿病证，腰以下肿者，其治可采用利小便方法；腰以上肿者，可使用发汗方法，病可向愈。

【注释】

诸有水者：诸，所有；水，水肿。

腰以下肿：病变以腰以下肿比较明显。

当利小便：当，应也；利，通利。

腰以上肿：病变以腰以上肿比较明显。

当发汗乃愈：乃，可也。

【原文】 师曰：寸口脉沉而迟，沉则为水，迟则为寒，寒水相搏；趺阳脉伏，水谷不化，脾气衰则鹜溏，胃气衰则身肿；少阳脉卑，少阴脉细，男子则小便不利，妇人则经水不通，经为血，血不利则为水，名曰血分。（第十四19）

【语译】 老师说：寸关尺三部脉沉而迟，脉沉是水气内盛，脉迟为寒气凝结，水气与寒气相结而为病；趺阳脉伏而不见，饮食不能消化，脾气虚弱甚者则大便溏泄，胃气虚弱甚者则身体肿胀；少阳脉沉而小，少阴脉细，男子小便不利，女子经血不通，经脉以血为主，血不利则可演变为水气症状表现，这样的水气病是由于血病引起的。

【注释】

沉则为水：则，即也；为，是也；水，水气病。

迟则为寒：寒，寒邪。

水谷不化：水谷，饮食；不化，不消化。

脾气衰则鹜溏：衰，虚弱较甚；鹜，即鸭；溏，大便溏泄。

胃气衰则身肿：衰，虚弱较甚；肿，身体肿胀。

少阳脉卑：卑，沉小。

经水不通：不通，闭经，或经量少。

经为血：经，月经；血，血液。

血不利则为水：血液运行不畅则可演变为水气症状表现。

名曰血分：分，脉也；血分，病变证机在血脉。

【原文】 问曰：病有血分、水分，何也？师曰：经水前断，后病水，名曰血分，此病难治；先病水，后经水断，名曰水分，此病易治。何以故？去水，其经自下。（第十四20）

【语译】 学生问：病有的是血病证，有的是水气病证，其症状表现有哪些不同？老师说：女子月经不至，后又有水气病证，这样的病叫作血病，此病较难治；先有水气病，后又有女子经血断绝，这样的病叫作水气病，此病较易治。凭什么知道水气病容易治呢？因为水气病得去，女子经血随之而通畅。

【注释】

病有血分：指血病证。

水分：水气病证。

经水前断：女子月经不至在水气病证之前，亦即月经病在前，水气病在后。

名曰血分：分，病证表现。

此病难治：难治，不是不能治疗，而是比较难治。

先病水：先，之前；病水，患水气病。

后经水断：后，经血异常在水气病证之后。

名曰水分：水分，水气病证。

此病易治：水气病证与血病证相较，水气病治疗较易。

何以故：何，什么；以，凭也，依据；故，原因依据。

去水：去，解除；水，水气为病。

其经自下：经，经血；自，机体恢复；下，月经通畅。

【原文】 问曰：病者苦水，面目身体四肢皆肿，小便不利，脉之，不言水，反言胸中痛，气上冲咽，状如炙肉，当微咳喘，审如师言，其脉何类？

师曰：寸口脉沉而紧，沉为水，紧为寒，沉紧相搏，结在关元，始时尚微，年盛不觉，阳衰之后，营卫相干，阳损阴盛，结寒微动，肾气上冲，喉咽塞噎，胁下急痛，医以为留饮而大下之，气击不去，其病不除。后重吐之，胃家虚烦，咽燥欲饮水，小便不利，水谷不化，面目手足浮肿。又与葶苈丸下水，当时如小差，食饮过度，肿复如前，胸胁苦痛，象若奔豚，其水扬溢，则浮咳喘逆。当先攻击冲气，令

止，乃治咳，咳止，其喘自差。先治新病，病当在后。（第
十四21）

【语译】学生问：病人水气病证特别明显，面目身体四
肢皆出现水肿，小便不利，诊断病证表现，病人并没有说水
肿症状，反而强调胸中疼痛，气上冲咽喉，症状表现似有烧
烤的肉粘贴在咽喉一样，伴有轻微咳嗽、气喘，病人症状表
现果然像老师所说的一样，其脉形态有哪些表现特点？

老师说：寸关尺三部脉沉而紧，沉主水气，紧主寒邪，
水气与寒邪相互搏结，病变部位在关元，病初病变尚且较
轻，年轻体壮时没有明显症状表现，阳气减弱之后，营卫不
相协调，阳气损伤，阴寒充盛，寒气渐渐加重，肾中浊气上
逆，喉咽窒塞似有物阻，胁下拘急疼痛，医生以为病变是
留饮而用下法大泻之，水气病变被下药所攻但不能完全被消
除，病证表现也未能被解除。病有类似吐证，医生又改用吐
法治疗，吐后肠胃更加虚弱，烦闷不舒，咽喉干燥欲饮水，
小便不利，饮食不消化，面目手足水肿。医生对此又改用葶
苈丸攻逐水气，当时用药后病情似有减轻。饮食如果太过，
导致病变恢复原有水肿症状，胸胁剧烈疼痛，病如奔豚状，
水气浸淫肆虐并溢于肌肤，脉浮，咳嗽，气喘，浊气上冲。
当先治疗气上冲，冲气得除，再治咳嗽，咳嗽解除，病人气
喘随之亦解除。确立基本治疗原则应先治新发病，再治原有
病证。

【注释】

病者苦水：苦，特别明显；水，水气病变。

脉之：脉，诊断；之，病人。

不言水：不，没有；言，陈述。

反言胸中痛：反，反而；言，强调，说出。

气上冲咽：气，浊气；冲，上逆。

状如炙肉：状，症状表现；如，像也；炙肉，烧烤的肉。

当微咳喘：当，伴有。

审如师言：审，结果；师，老师；言，说的话。

其脉何类：类，表现特点。

沉紧相搏：沉，水气；紧，寒邪。即水气与寒邪相互搏结。

结在关元：结，水与寒相结；关元，病变部位。

始时尚微：始，病初；时，当时，当初；尚，尚且；微，病情较轻。

年盛不觉：年盛，年轻身体强壮；不，没有；觉，症状表现。

阳衰之后：衰，减弱，虚弱。

营卫相干：营，营气，营血；卫，卫气；干，不相协调。

阳损阴盛：阳，阳气；损，损伤，减少；阴，寒也；

盛，充盛。

结寒微动：结，水与寒相结；寒，病变以寒为主；微，渐渐；动，加重。

肾气上冲：肾气，肾中浊气；冲，浊气上逆。

喉咽塞噎：塞，喉咽窒塞不利；噎，似有物阻。

胁下急痛：急，拘急，或疼痛剧烈。

医以为留饮而大下之：医，医生；以，观察病情；为，误为；留饮，饮邪留结顽固不化。

气击不去：气，水气病变；击，泻下方药。

后重吐之：重，又，重复。

胃家虚烦：胃家，大肠、小肠皆属于胃家；虚，因下而虚弱；烦，胃中烦闷。

咽燥欲饮水：因下而伤阴津。

水谷不化：水谷，饮食；不化，不能消化。

又与葶苈丸下水：又，更用；葶苈丸，泻水之方药。

当时如小差：当时，当初；如，似有；小，略微；差，病情减轻。

食饮过度：过度，太过，太多。

肿复如前：肿，水肿；复，复原；如，像也；前，先前。

象若奔豚：象，症状表现；若，如也；奔豚，病以气上冲为主。

其水扬溢：水，水肿；扬，浸淫肆虐；溢，溢于肌肤。

则浮咳喘逆：浮，脉浮；逆，浊气上冲。

当先攻击冲气：攻击，治疗；冲气，浊气上逆。

令止：令，使也；止，病证解除。

其喘自差：自，身体内在阴阳自行恢复。

先治新病：新，新感的病。

病当在后：病，先有的病；当，应当；后，后治，与新感病相比而言。

【方药】 葶苈子二斤（100 g）（编者注：仲景原书无用量，此处为编者所加）

上一味，捣碎，以蜜为丸，共为二十丸，温服一丸，日三服。

【药解】 方中葶苈子泻肺降逆，利水消肿。

【药理】 具有解除支气管平滑肌痉挛，调节支气管腺体分泌，调节心律，消炎，调节水、电解质代谢，改善微循环等作用。

【原文】 风水，脉浮，身重，汗出，恶风者，防己黄芪汤主之；腹痛加芍药。（第十四22）

【语译】 太阳风水表虚证的表现，脉浮，身重，汗出，怕风，其治可选用防己黄芪汤；如兼有腹痛，可酌情加芍药。

【注释】

风水：代表证型是太阳风水表虚证；代表症状是眼睑水肿。

身重：身体沉重，包括肢体水肿。

汗出：是辨识太阳风水表虚证的核心。

恶风：病变轻者怕风，病变重者怕冷。

腹痛加芍药：病变证机是因汗出或利水药伤阴，导致脉络拘急而疼痛；加芍药，既可缓急止痛又可兼防利水药伤阴。

【方药】 防己黄芪汤

防己一两（3g） 甘草炙，半两（1.5g） 白术七钱半（12g） 黄芪去芦，一两一分（3.8g）

上锉，麻豆大，每抄五钱匕，生姜四片，大枣一枚，水盏半，煎八分，去滓。温服，良久再服。喘者，加麻黄半两；胃中不和者，加芍药三分；气上冲者，加桂枝三分；下有陈寒者，加细辛三分。服后当如虫行皮中，从腰下如冰，后坐被上，又以一被绕腰以下，温令微汗，差。

【药解】 方中防己发汗祛风除湿，为治风湿、风水之要药。黄芪益气固表行水。白术益气健脾制水。生姜和中气，散水气，通筋脉。大枣、甘草，补中益气，气化水湿。

【药理】 具有调节内分泌，调节水、电解质代谢，调节腺体分泌，调节心肾功能，消炎，抗风湿，抗病毒，抗过敏，抗氧化，增强免疫功能，调节垂体-肾上腺皮质轴等作用。

【原文】 风水，恶风，一身悉肿，脉浮，不渴，续自汗出，无大热，越婢汤主之。（第十四23）

【语译】 太阳风水夹热证的表现，怕风，全身上下水肿，脉浮，口微渴，经常汗出，发热较轻，其治可选用越婢汤。

【注释】

一身悉肿：一，全也；悉，皆也；肿，水肿。

不渴：不，微也；不渴，口微渴。

续自汗出：续，经常，常常。

无大热：身虽热但体温正常，或仅有轻微发热如37 ℃左右。

【方药】 越婢汤

麻黄六两（18 g） 石膏半斤（24 g） 生姜三两（9 g） 甘草二两（6 g） 大枣十五枚

上五味，以水六升，先煮麻黄，去上沫，内诸药，煮取三升，分温三服。恶风者，加附子一枚，炮；风水加术四两。

【药解】 方中麻黄发汗解表。生姜解表散水。石膏量大直清肌肤营卫中郁热。甘草、大枣，补中益气，助卫益营，使水湿之邪从汗而出。

【药理】 具有调节水、电解质代谢，调节水、钠、钾代谢，调节体温中枢，消炎，抗病毒，抗过敏，利尿，改善微循环，增强免疫功能等作用。

【原文】 皮水为病，四肢肿，水气在皮肤中，四肢聂聂动者，防己茯苓汤主之。（第十四24）

【语译】 脾虚水气证的表现是四肢水肿，水气肆虐浸淫皮肤之中，四肢肌肉筋脉轻微颤动，其治可选用防己茯苓汤。

【注释】

皮水为病：皮水，水气浸淫充斥在皮肤之中。病变证机是脾虚不能运化水津而为水气。

四肢肿：肿，水肿，沉重。

水气在皮肤中：水气，病变证机；皮肤，病变部位。

四肢聂聂动者：聂聂，轻微；动，颤动。

防己茯苓汤：既可辨治病以水肿为主，又可辨治病以肌肉蠕动为主。

【方药】 防己茯苓汤

防己三两（9g）　黄芪三两（9g）　桂枝三两（9g）　茯苓六两（18g）　甘草二两（6g）

上五味，以水六升，煮取二升，分温三服。

【药解】 方中黄芪补气健脾，行水利尿。防己降逆利湿，散水。桂枝助脾阳化饮。茯苓渗湿利水。甘草益气健脾。

【药理】 具有利尿，抗脂肪肝，保肝利胆，降血压，改善微循环，调节胃肠道平滑肌蠕动，保护胃肠道黏膜，调节水电解质代谢，促进新陈代谢，抗胃溃疡，抗氧化，抗心肌缺血，增强机体免疫功能，降血脂，抗过敏等作用。

【原文】 里水，越婢加术汤主之；甘草麻黄汤亦主之。（第十四25）

【语译】 在里有阳郁水气热证和脾胃阳郁水气寒证，其治因病变证机不同，可分别选用越婢加术汤、甘草麻黄汤。

【注释】

里水：里，指脾胃；水，水气病变。

越婢加术汤：根据其方药组成，以主治阳郁水气热证为主。

甘草麻黄汤：根据其方药组成，以主治脾胃阳郁水气寒证为主。

【方药】 甘草麻黄汤

甘草二两（6 g） 麻黄四两（12 g）

上二味，以水五升，先煮麻黄，去上沫，内甘草，煮取三升。温服一升。重覆汗出，不汗，再服。慎风寒。

【药解】 方中甘草补中益气，调和脾胃。麻黄发越脾胃郁阳，宣畅脾胃气机。

【药理】 具有强心，改善微循环，调节呼吸中枢，调节腺体分泌，解除平滑肌痉挛，保护胃黏膜，抗氧化，抗心肌缺血，增强机体免疫功能，改善心肺肝肾功能，改善副交感神经，对中枢神经双向调节，对平滑肌双向调节，调节水、电解质代谢等作用。

【原文】 水之为病，其脉沉小，属少阴；浮者为风，无水虚胀者为气。水，发其汗即已。脉沉者，宜麻黄附子汤；浮者宜杏子汤。（第十四26）

【语译】 水气病证的表现是病人脉沉小，病变证机属于少阴；脉浮者为风邪侵扰，没有水气病变而有肌肤肿胀者为气虚不运。水气病变在表，使用发汗方法病可向愈。脉沉者，可选用麻黄附子汤；脉浮者，可选用杏子汤。

【注释】

水之为病：水，水气病变；病，病证表现。

属少阴：属，归属；少阴，指心肾。

浮者为风：浮，脉浮；风，风邪，辨风邪有寒有热等不同。

无水虚胀者为气：无水，浮肿的病变证机不是水气为患；虚，有邪者为实，无邪者为虚；胀，肿胀；气，气虚不运。

水：指病变部位在表。

发其汗即已：已，病可向愈，症状解除。

【方药1】 麻黄附子汤

麻黄去节，三两（9 g）　甘草二两（6 g）　附子炮，去皮，一枚（5 g）

上三味，以水七升，先煮麻黄，去上沫，内诸药，煮取二升半。温服八分，日三服。

【药解】 用药要点详见麻黄附子甘草汤。

【方药2】 杏子汤

杏仁五两（15 g）（编者注：仲景原书无用量，此处为编者所加）。

上一味，以水八升，煮取三升，温分三服。

【药解】 方中杏仁肃降肺气，通调水道，化痰消肿。

【药理】 具有解除支气管平滑肌痉挛，调节支气管腺体分泌，消炎，调节水、钠、钾代谢，扩张血管等作用。

【原文】 厥而皮水者，蒲灰散主之。（第十四27）

【语译】 手足厥冷，病变证机是水气浸淫充斥肌肤，其治可选用蒲灰散。

【注释】

厥而皮水：厥，手足厥冷；皮水，水肿病变部位在肌表。

蒲灰散：既可辨治以瘀血为主，又可辨治以水气为主，务必审明病变证机并调整用量。

【原文】　问曰：黄汗之为病，身体重，发热，汗出而渴，状如风水，汗沾衣，色正黄如柏汁，脉自沉，何从得之？师曰：以汗出入水中浴，水从汗孔入得之，宜芪芍桂酒汤主之。（第十四28）

【语译】　学生问：黄汗证的表现是身体沉重，发热，汗出而渴，病证表现类似风水，汗浸润粘连衣服，色泽鲜黄如柏汁一样，脉自沉，这样的病是由哪些原因引起的？老师说：这是因为汗出之时入水中洗浴，水从汗孔侵袭而引起的病证表现，其治可选用芪芍桂酒汤。

【注释】

黄汗之为病：黄汗，湿热黄汗；病，病证表现。

身体重：湿热壅滞气机。

状如风水：状，症状表现；如，犹如；风水，以眼睑水肿为主。湿热黄汗证也可出现眼睑水肿。

汗沾衣：沾，浸润粘连；衣，衣服。

色正黄如柏汁：色，色泽；正，鲜明，鲜亮；柏汁，黄柏之汁液。

脉自沉：自，原来，本来。

何从得之：何，哪些；从，起源；得，引起。

以汗出入水中浴：汗出，汗出之时；入水中浴，在水中洗浴。

水从汗孔入得之：汗孔，毛窍，毛孔。

【方药】 芪芍桂酒汤

黄芪五两（15 g）　芍药三两（9 g）　桂枝三两（9 g）

上三味，以苦酒一升，水七升，相和，煮取三升，温服一升。当心烦，服至六七日乃解。若心烦不止者，以苦酒阻故也。

【药解】 方中黄芪益气固表。重用苦酒（食醋）清泻湿热。桂枝通经散邪，通达腠理，和畅营卫。芍药泄热和营。

【药理】 具有调节腺体分泌，调节周围神经，调节心律，改善微循环，解热，抗病毒，抗菌，抗过敏，调节内分泌，增强免疫功能等作用。

【原文】 黄汗之病，两胫自冷；假令发热，此属历节；食已汗出，又身常暮盗汗出者，此劳气也；若汗出已反发热者，久久其身必甲错，发热不止者，必生恶疮。

若身重，汗出已辄轻者，久久必身𥆧，𥆧即胸中痛，又从腰以上必汗出，下无汗，腰髋弛痛，如有物在皮中状，剧者不能食，身疼重，烦躁，小便不利，此为黄汗，桂枝加黄芪汤主之。（第十四29）

【语译】 黄汗证的表现是两腿胫部冰凉；假如发热，这叫作历节病；饮食后出汗，身体又常在晚上盗汗，这叫作虚劳病；假如汗出后反而又发热者，久而久之病人身体肌肤粗糙，发热不能自止，可能演变为疮疡。

假如身体沉重，汗后病证减轻，久而久之身体可有筋脉颤抖或肌肉蠕动，髋部及胸中疼痛，病人又有腰以上汗出，腰以下无汗，腰髋持续疼痛，并似有虫状物在皮肤中行走，甚者不能饮食，身体疼痛，烦躁，小便不利，这就是黄汗，其治可选用桂枝加黄芪汤。

【注释】

黄汗之病：黄汗，以汗出色黄为主；病，病证表现。

两胫自冷：胫，小腿；自，病起于内而非外在寒湿。

此属历节：属，归属，叫作；历节，病名，病以关节疼痛为主。

食已汗出：食已，饮食之后。病变证机是寒湿浸淫肌肤营卫，食则脾胃之气聚于内而不能滋荣营卫，营卫顾护不及。

又身常暮盗汗出者：又，又有；常，经常，常常；暮，晚上；盗汗出，睡眠中汗出。

此劳气也：劳气，气阴两伤且日久不愈。

若汗出已反发热者：若，假如；汗出已，汗出停止；发热，寒湿郁久化热。

久久其身必甲错：久久，久而久之；必，可有；甲错，肌肤粗糙。

发热不止：寒湿郁久化热较甚。

必生恶疮：必，此处指可能；生，演变；恶疮，疮疡。

若身重：病变证机是寒湿壅滞气机。

汗出已辄轻者：辄轻，寒湿从汗而缓解。

久久必身瞤：久久，疾病演变时间较久；身瞤，筋脉颤抖，或肌肉蠕动。

瞤即胸中痛：髋，髋部肌肉关节；即，及也。

又从腰以上必汗出：正气积力抗邪于外，邪欲从外散。

下无汗：寒湿郁结而不能外出。

腰髋弛痛：弛，连续，持续。

如有物在皮中状：如，似也；物，虫状物；皮中状，在皮中行走。

此为黄汗：这是寒湿黄汗证及湿热黄汗证。

【方药】 桂枝加黄芪汤

桂枝三两（9g）　芍药三两（9g）　甘草二两（6g）　生姜三两（9g）　大枣十二枚　黄芪二两（6g）

上六味，以水八升，煮取三升，温服一升，须臾，饮热稀粥一升余，以助药力，温服，取微汗；若不汗，更服。

【药解】 方中桂枝温阳化气，散寒祛湿，调畅营卫。黄芪益气固表。芍药益营和营敛阴。生姜宣散营卫中之寒湿。甘草、大枣，益气充荣营卫。

【药理】 具有保肝利胆，调节内分泌，调节心律，解除支气管平滑肌痉挛，调节中枢神经和周围神经，调节血液运行状态，改善微循环，增强机体免疫功能，对体温、汗腺、肠胃双向调节，消炎，抗病毒，抗过敏，镇静、镇痛等作用。

【原文】 师曰：寸口脉迟而涩，迟则为寒，涩则血不足。趺阳脉微而迟，微则为气，迟则为寒。寒气不足，则手足逆冷；手足逆冷，则营卫不利；营卫不利，则腹满胁鸣相逐；气转膀胱，营卫俱伤；阳气不通即身冷，阴气不通即骨疼；阳前通则恶寒，阴前通则痹不仁；阴阳相得，其气乃行，大气一转，其气乃散；实则失气，虚则遗尿，名曰气分。（第十四30）

【语译】 老师说：寸关尺三部脉迟而涩，脉迟主寒邪，脉涩主血虚。趺阳脉微而迟，脉微主正气虚，迟主寒邪侵扰。寒因阳气不足而浸淫充斥，则手足厥冷；手足厥冷，则营卫之气运行不利；营卫运行不利，则脘腹胀满、胁下肠鸣，相互侵扰；寒气浸淫膀胱，营卫之气因寒邪侵袭而伤；阳气因寒邪阻遏则身冷，阴精因寒邪凝滞则骨痛；阳气在通畅之前则怕冷，阴气在通畅之前则肌肤麻木不仁；阴阳之气若能相互为用，其气得以运行畅通，阴阳之气相互协调一致，乃可布散全身；正气恢复太过而失去正常之气的协调功能则为邪气，正气恢复不及则可出现遗尿，这叫作气分病证。

【注释】

迟则为寒：脉迟主寒邪。

涩则血不足：不足，虚弱。即脉涩主血虚。

微则为气：微，脉微；气，气虚。

寒气不足：寒，寒邪；气，阳气；不足，阳气不足。即寒因阳气不足而浸淫。

则营卫不利：营自行脉中，卫自行脉外，营卫不相协调。

则腹满胁鸣相逐：腹，包括脘腹；胁鸣，包括胸中痰鸣，腹中肠鸣；相逐，相互侵扰。

气转膀胱：气，寒气；转，侵袭；膀胱，部位概念。

营卫俱伤：营卫因寒气侵袭而伤。

阳气不通即身冷：阳气不通，阳气因寒邪阻遏不通。

阴气不通即骨疼：阴气，阴精；骨疼，关节疼痛。

阳前通则恶寒：阳，阳气；前，阳气不通之前；通，运行，通畅。

阴前通则痹不仁：阴，阴精；前，阴精不行之前；痹，麻也，痛也；不仁，感觉障碍。

阴阳相得：相，相互；得，为用。

其气乃行：气，阴阳之气；行，运行，通畅，游溢。

大气一转：大气，阴阳之气；一，一致；转，运行，周流不息。

其气乃散：气，阴阳之气；散，布散，运行。

实则失气：实，正气恢复太过则为实邪；失气，失去了正常之气的运行功能。

虚则遗尿：虚，正气恢复不及。

名曰气分：气，与血相对而言，即病不在血分。

【原文】 气分，心下坚大如盘，边如旋杯，水饮所作，桂枝去芍药加麻黄附子细辛汤主之。（第十四31）

【语译】 阳虚寒饮凝结证的表现是胃脘坚硬大如盘状，其形犹如圆形杯子周边一样，病变证机是寒水凝结，其治可选用桂枝去芍药加麻黄附子细辛汤。

【注释】

气分：气，症状表现虽以坚硬为主，但病变证机不是在血而在气，在气者因寒气凝结水饮。

心下坚大如盘：心下，胃脘；坚，坚硬不柔和；如，像也；盘，存放物品的扁而浅的器皿。

边如旋杯：边，周边；旋杯，旋转，引申为圆形杯子。

水饮所作：作，引起的，即病证表现是水饮所引起的。

【方药】 桂枝去芍药加麻黄附子细辛汤

桂枝三两（9g）　　生姜三两（9g）　　甘草二两（6g）　　大枣

十二枚　麻黄二两（6g）　细辛二两（6g）　附子炮，一枚（5g）

上七味，以水七升，煮麻黄，去上沫，内诸药，煮取二升，分温三服。当汗出，如虫行皮中，即愈。

【药解】　方中桂枝温胃助阳，通达气机，散寒消凝。生姜散寒宣通，温胃降逆。麻黄宣散阴寒，通调中焦气机，利水化饮，通阳开结。细辛温阳散寒，化饮通结。附子温壮阳气，逐寒散寒。大枣、甘草，补中益气，并调和诸药。

【药理】　具有强心，改善微循环，调节心律，调节胃肠道平滑肌蠕动，保护胃肠道黏膜，调节呼吸中枢，调节水、电解质代谢，解除支气管平滑肌痉挛，调节支气管腺体分泌，促进新陈代谢，抗胃溃疡，抗氧化，抗心肌缺血，增强机体免疫功能，降血脂等作用。

【原文】　心下坚，大如盘，边如旋盘，水饮所作，枳术汤主之。（第十四32）

【语译】　胃脘坚硬，其形状大小如盘状，犹如圆形杯子周边一样，病变证机是气虚夹水饮所致，其治可选用枳术汤。

【注释】

心下坚：心下，胃脘；坚，坚硬不柔和。

大如盘：大，大小形状。

水饮所作：水饮，气虚夹水饮。

【**方药**】 枳术汤

枳实七枚（7g）　　白术二两（6g）

上二味，以水五升，煮取三升，分温三服，腹中软即当散也。

【**药解**】 方中枳实行气散气，开结除滞，清热和中，化饮消痞。白术健脾益气，燥湿化饮，行水开结。

【**药理**】 具有调节胃肠道平滑肌蠕动，保护胃肠黏膜，调节消化酶的分泌、胃肠神经、心律，促进新陈代谢，抗胃溃疡，抗氧化，抗心肌缺血，增强机体免疫功能，降血脂，抗抑郁，利尿等作用。

第十五章
黄疸病脉证并治第十五

【原文】 寸口脉浮而缓，浮则为风，缓则为痹；痹非中风，四肢苦烦，脾色必黄，瘀热以行。（第十五1）

【语译】 寸关尺三部脉浮而缓，脉浮主阳热，脉缓主湿热痹阻；湿热痹阻类似太阳中风证，四肢烦困痛苦不堪，五色之中脾属于黄，瘀与热相互蕴结，浸淫肆虐。

【注释】

浮则为风：风，阳也，引申为阳热。

缓则为痹：痹，痹阻，引申为湿热痹阻。

痹非中风：痹，湿热痹阻；中风，类似太阳中风证，应与之相鉴别。

四肢苦烦：苦，痛苦；烦，烦重。

脾色必黄：脾色，脾在五色中的色泽；黄，脾在五色中属于黄色。

瘀热以行：瘀，湿蕴瘀生；热，热与瘀结；行，浸淫肆虐。

【原文】　趺阳脉紧而数，数则为热，热则消谷，紧则为寒，食即为满；尺脉浮为伤肾，趺阳脉紧为伤脾；风寒相搏，食谷即眩，谷气不消，胃中苦浊，浊气下流，小便不通，阴被其寒，热流膀胱，身体尽黄，名曰谷疸。

额上黑，微汗出，手足中热，薄暮即发，膀胱急，小便自利，名曰女劳疸；腹如水状，不治。

心中懊憹而热，不能食，时欲呕，名曰酒疸。（第十五2）

【语译】　趺阳脉紧而数，脉数主热，热则能食，脉紧主热夹寒，食则脘腹胀满；尺脉浮主肾气损伤，趺阳脉紧主脾气损伤；寒湿相结，浊气上逆，故食则头晕目眩，不能消化食物，胃中湿浊特甚；湿浊浸淫下注，小便不通，太阴脾被寒所侵，寒郁化热下流，下注膀胱，身体诸部发黄，这样的病叫作谷疸。

面额部黯黑，轻微汗出，手足心热，临近傍晚时病证发作，小腹急结不舒，小便自利，这样的病叫作女劳疸，腹满如水状，病情危重，难以救治。

心胸脘腹烦闷懊憹，发热，不能饮食，时时欲呕吐，这样的病叫作酒疸。

【注释】

数则为热：热，热证，非指发热症状。

热则消谷：脉数主热，热主动，动则消食。

紧则为寒：寒，热夹寒，非指恶寒症状。

食即为满：脉紧主寒，寒主凝，食则浊气凝滞不通。

尺脉浮为伤肾：脉浮，浮而无力；伤肾，肾气损伤。

趺阳脉紧为伤脾：伤脾，脾气损伤。

风寒相搏：风寒，寒湿；相搏，相互蕴结。

食谷即眩：病变证机是脾不运，胃不纳，食则浊气上逆，清阳被遏。

谷气不消：谷气，食物；不消，不能消化。

胃中苦浊：苦，痛苦，引申为明显；浊，湿浊。

浊气下流：浊气，湿浊之气；下流，浸淫肆虐。

小便不通：病变证机是湿浊下注，壅滞胶结，气化不利。

阴被其寒：阴，太阴脾；寒，寒湿。

热流膀胱：寒郁化热而浸淫下注膀胱。

身体尽黄：尽，全部，各个部位；黄，身体发黄。

名曰谷疸：谷疸，疾病之名，病变因饮食不当所引起。

额上黑：额，面额；黑，色泽黯黑。

微汗出：病变证机是肾虚不能固摄于上，阴津外泄。

手足中热：病变证机是肾气虚弱，阴津生成不足，虚热内生。

薄暮即发：薄，接近，临近；暮，傍晚；发，病证发作。

膀胱急：膀胱，部位概念，非专指膀胱；急，包括拘急、疼痛、胀满、挛急等。

小便自利：病变证机是肾虚尚未影响膀胱气化水液，水液运行尚可。

名曰女劳疸：女劳疸，疾病之名。

腹如水状：腹，腹满；水状，胀大似腹水状。

不治：病情较重，难以救治。

心中懊侬而热：懊，烦闷；侬，无可奈何；热，心胸脘腹烦热。

时欲呕：病变证机是湿热酒毒，扰乱胃气，浊气不降而上逆。

名曰酒疸：酒疸，疾病之名。即饮酒太过所引起的疾病。

【原文】 阳明病，脉迟者，食难用饱，饱则微烦，头眩，小便必难，此欲作谷疸；虽下之，腹满如故，所以然者，脉迟故也。（第十五3）

【语译】 阳明虚寒谷疸证或阳明郁热谷疸证的表现是脉迟，稍微饮食即饱胀，食后脘腹轻微烦闷不舒或心胸烦闷，头晕目眩，必有小便困难，这是阳明病将要演变为谷疸证；病变类似可下证，若用下法，必然导致脘腹胀满仍在，为何有这些情况呢？因为脉迟反映阳明虚寒证或阳明郁热证的本质。

【注释】

阳明病：指阳明虚寒谷疸证，或阳明郁热谷疸证。

脉迟：病变证机是寒滞脉络，经气不利，或热郁经气脉络。

食难用饱：食，饮食；难，不能；用，有，出现；饱，饥饱之饱，即正常饮食。

饱则微烦：微烦，脘腹烦闷不舒，心中烦闷。病变证机是阳明虚寒，虚不受谷，寒气内乘，饮食不消而浊气上逆；或郁热阻滞阳明气机，壅滞上逆。

头眩：头晕目眩，病变证机是虚寒浊气上逆，或郁热上逆。

小便必难：小便不利。

此欲作谷疸：作，发生，发作；谷疸，因饮食不当而诱发黄疸。

虽下之：谷疸之腹满有类似可下证之腹满，即使当用下法，也要针对病变证机而用下，切不可盲目用下。

腹满如故：原有腹满，下后腹满仍在。

【原文】 夫病酒黄疸，必小便不利，其候心中热，足下热，是其证也。（第十五4）

【语译】 在通常情况下，因饮酒太过所引起的黄疸，必有小便不利，心胸胃脘烦热，足部热，这就是酒疸的基本脉证。

【注释】

夫病酒黄疸：酒，饮酒太过；黄疸，饮酒所致的黄疸病。

必小便不利：必，必有。病变证机是酒毒化热化湿，湿热胶结，导致湿不得下行。

心中热：心，心胸，或胃脘。

足下热：下，部位。病变证机是湿热浸淫于下。

【原文】 酒黄疸者，或无热，靖言了了，腹满欲吐，鼻燥；其脉浮者，先吐之；沉弦者，先下之。（第十五5）

酒疸，心中热，欲呕者，吐之愈。（第十五6）

【语译】 酒疸病的表现是或未有发热，或言语和谐如常人，脘腹胀满，时时欲吐，鼻腔干燥；病以脉浮为主，其治可先用吐法；若以脉沉弦为主，其治可先用下法。

酒病黄疸，心中烦热，时时欲呕吐，其治可选用吐法，吐之则病可愈。

【注释】

酒黄疸者：酒，饮酒太过。

或无热：酒病黄疸，因人不同，有的有发热症状，有的无发热症状。

靖言了了：酒病黄疸，因人不同，有的是言语失常，有的是言语和谐正常。

鼻燥：病变证机是酒毒湿热上灼阴津。

其脉浮者：以脉浮代病有诸多症状，可能表现在人体的上部。

先吐之：病在上，使病邪从上而出。

沉弦者：以脉沉弦代病有诸多病证，可能表现在人体的下部。

先下之：病在下，使病邪从下而泄。

心中热：心中烦热，或胃脘烦闷郁热。

欲呕者：病变证机是酒毒湿热扰乱胃气而上逆。

吐之愈：吐，吐法；之，病人；愈，向愈。

【原文】 酒疸下之，久久为黑疸，目青面黑，心中如啖蒜齑状，大便正黑，皮肤爪之不仁，其脉浮弱，虽黑微黄，故知之。（第十五7）

【语译】 酒疸可用下法，下后病证仍在，久而久之可演变为黑疸，两目眼睑发青，面色发黑，心胸胃脘嘈杂犹如吃蒜汁一样，大便色泽黯黑，触之皮肤麻木不仁，病人脉浮弱，虽黑可仍夹微黄，所以知道这是黑疸。

【注释】

酒疸下之：下之，酒疸可用下法，但不能局限于下法。

久久为黑疸：久久，久而久之；黑疸，以面色黯黑为主的黄疸病。

目青面黑：目，眼睑；青，青紫。

心中如噉蒜薤状：心中，指心中或胃脘。

大便正黑：病变证机是酒毒湿热内攻而下注。

皮肤爪之不仁：爪，触摸；不仁，麻木不仁。

脉浮弱：病变证机是肾虚而不能摄纳，气浮越于外。

虽黑微黄：黑疸病证表现是黑中夹有微黄。

【原文】　师曰：病黄疸，发热，烦喘，胸满，口燥者，以病发时火劫其汗，两热所得。然黄家所得，从湿得之。一身尽发热而黄，肚热，热在里，当下之。（第十五8）

【语译】　老师说：病是黄疸，发热，烦热，喘促，胸满，口舌干燥，这是因为病初用火热方法大伤阴津，湿热与火邪相互搏结。这是湿热黄疸的致病原因，因湿而演变为黄疸。全身发热色黄，脘腹发热，湿热病变蕴结在里，其治当用下法。

【注释】

病黄疸：病，疾病；黄疸，以身目发黄为主。

发热：或自觉发热，或体温升高。

烦喘：烦，心中烦热，或胃脘烦热；喘，呼吸急促。

以病发时火劫其汗：以，因为；病发时，病发之初；

劫，损伤；汗，阴津。

两热所得：两热，素有湿热；又因用火热方法，湿热与火邪相互搏结。

然黄家所得：然，这也；黄家，以发黄为主的诸多疾病；所得，所患的病。

从湿得之：从，因也；得之，发病。

一身尽发热而黄：一，全也；尽，都也，全也；黄，身黄，目黄，小便黄。

肚热：肚，包括胃脘腹部。

热在里：热，包括湿。即湿热蕴结在里。

当下之：当，根据病证表现。

【原文】 脉沉，渴欲饮水，小便不利者，皆发黄。（第十五9）

【语译】 脉沉，口渴欲饮水，小便不利，这都是发黄的基本病证表现。

【注释】

脉沉：湿热黄疸证以脉沉为主，但不能局限于脉沉。

渴欲饮水：湿热黄疸证以热为主而伤津，口渴饮水较多；若以湿为主，虽口渴但饮水不多。

小便不利：湿热蕴结，湿不得下行。

【原文】 腹满，舌痿黄，燥不得睡，属黄家。（第十五10）

【语译】 脘腹胀满，舌质萎黄，烦躁不能睡眠，这属于黄疸病。

【注释】

腹满：腹，包括胃脘；满，胀满，满闷。

舌痿黄：舌，舌质；痿，萎也，淡黄。

燥不得睡：燥，躁也，即烦躁。病变证机是寒湿内盛，肆虐心神，导致心神不得守藏而躁动。

属黄家：属，归属。黄家，发黄一类的疾病。

【原文】 黄疸之病，当以十八日为期，治之十日以上瘥，反剧为难治。（第十五11）

【语译】 黄疸病的表现，其治应根据病情在十八日以内为最佳治疗日期，治疗十余日以上者，病可向愈；如果病情反而加重，较为难治。

【注释】

黄疸之病：黄疸，所有黄疸病；病，病证表现。

当以十八日为期：以，根据；十八日，正气尚在隆盛之期；期，日期。

治之十日以上瘥：瘥，疾病向愈，或疾病缓解。

反剧为难治：反，反而；剧，病情加重。

【原文】 疸而渴者，其疸难治；疸而不渴者，其疸可治。发于阴部，其人必呕；阳部，其人振寒而发热也。（第十五12）

【语译】 黄疸有口渴，这类黄疸较难治；黄疸没有口渴，这类黄疸较易治。黄疸病病变以脏腑为主，可有呕吐；黄疸病变以营卫为主，病人可有振振恶寒，蒸蒸发热。

【注释】

疸而渴者：渴，阴津被损伤。

其疸难治：辨治应兼顾阴津，还必须做到养阴不助湿，所以治疗较难。

疸而不渴者：不渴，阴津没有被损伤。

发于阴部：阴，脏腑。病变以脏腑为主。

其人必呕：必，此处指可有；呕，呕吐。

阳部：阳，营卫。病变以营卫为主。

其人振寒而发热也：振寒，正气蓄积力量抗邪则振振恶寒；发热，蒸蒸发热，病变证机是正气奋起抗邪则蒸蒸发热。

【原文】 谷疸之为病，寒热不食，食即头眩，心胸不安，久久发黄为谷疸，茵陈蒿汤主之。（第十五13）

【语译】 谷疸病的表现是恶寒发热，不能饮食，食则头

晕目眩，心胸烦热，久而久之身体发黄为谷疸，其治可选用
茵陈蒿汤。

【注释】

谷疸之为病：谷疸，致病原因主要与饮食有关；病，病
证表现。

寒热不食：寒，恶寒；热，发热；不食，不能饮食。
病变证机是湿热熏蒸肌肤营卫，营卫不能和调于外，肆虐脾
胃，浊气不降。

食即头眩：病变证机是湿热壅滞，肆虐脾胃，气机不
利，浊气上逆。

心胸不安：不安，烦热不安。

久久发黄为谷疸：久久，久而久之；发黄，身体发黄。

茵陈蒿汤：既可辨治湿热黄疸或谷疸，又可辨治非黄疸
或谷疸之湿热蕴结者。

【原文】 黄家，日晡所发热，而反恶寒，此为女劳得
之。膀胱急，少腹满，身尽黄，额上黑，足下热，因作黑
疸，其腹胀如水状，大便必黑，时溏，此女劳之病，非水
也；腹胀者，难治，硝石矾石散主之。（第十五14）

【语译】 病有发黄日久不愈，日晡左右应有发热，且反
而恶寒，此为女子劳伤患病。小便急结不畅，少腹胀满，身
体皆发黄，额部色黑，足心发热，故病由黄疸演变为黑疸，

腹胀如水肿状，大便必是黑色，时有便溏，这是女子劳伤之病证，并非是水气病；若有腹胀者，治疗较难，可选用硝石矾石散。

【注释】

黄家：黄疸病久治不愈。

日晡所发热：日晡，申时，即下午3时至5时；所，左右。

而反恶寒：病变证机是卫气被湿热瘀血所郁遏而不能职司于外。

此为女劳得之：女，包括男子；劳，劳伤，或虚劳；得之，患病。

膀胱急：膀胱，小便；急，急结不利。

少腹满：少腹，包括小腹。

身尽黄：尽，全，都。

额上黑：上，部位。黑，晦暗。

足下热：足下，足心。

因作黑疸：因，所以；作，演变，转变。

其腹胀如水状：如，犹如；水状，腹水状。

大便必黑：必，必是。

时溏：大便时有溏泄。

此女劳之病：女，包括男子；劳，劳伤，虚劳。

非水也：非，并非，不是；水，不是水气病而是湿热瘀血之病证。

硝石矾石散：既可辨治瘀血湿热黄疸证，又可辨治瘀血湿热非黄疸证。

【方药】 硝石矾石散

硝石　矾石烧，等分

上二味，为散，以大麦粥汁和，服方寸匕，日三服。病随大小便去，小便正黄，大便正黑，是候也。

【药解】 方中硝石破积聚，散坚结，逐瘀血，除积热，泻邪气，利小便，推陈致新。矾石利水化痰，逐瘀散结。大麦粥调和药性，保养胃气，制约硝石、矾石伤胃。

【药理】 具有保肝利胆，降血脂，降血压，降血糖，改善微循环，解除胃肠道平滑肌痉挛，增强胃肠道蠕动，增强机体免疫功能，调节内分泌，消炎，抗真菌，抗病毒，抗肿瘤，抗硬化，抗过敏等作用。

【原文】 酒黄疸，心中懊侬或热痛，栀子大黄汤主之。（第十五15）

【语译】 饮酒太过所致黄疸的表现，心中烦闷不安，或热痛，其治可选用栀子大黄汤。

【注释】

酒黄疸：黄疸病的致病原因是饮酒太过。

心中懊侬或热痛：懊，烦闷；侬，无可奈何；热痛，疼痛伴发热。

栀子大黄汤：既可辨治酒毒湿热黄疸证，又可辨治酒毒湿热无黄疸者。

【方药】栀子大黄汤

栀子十四枚（14g）　大黄一两（3g）　枳实五枚（5g）　豉一升（24g）

上四味，以水六升，煮取三升。分温三服。

【药解】　方中栀子清泻湿热或酒毒之邪尽从小便而去，使邪有退路。大黄清泻湿热或酒毒之邪从大便而去。枳实破气行滞，使湿热或酒毒之邪不得留结而溃散。淡豆豉轻清宣散，行气消满。

【药理】　具有保肝利胆，降血脂，降血糖，增强机体免疫功能，调节内分泌，消炎，抗真菌，抗病毒，抗肿瘤，抗过敏等作用。

【原文】　诸病黄家，但利其小便；假令脉浮，当以汗解之，宜桂枝加黄芪汤主之。（第十五16）

【语译】　诸多黄疸病日久不愈，治疗只有重视通利小便，才能取得预期治疗效果；假如脉浮，可能是黄疸病与太阳病相兼，治疗应当使用发汗方法，可选用桂枝加黄芪汤。

【注释】

诸病黄家：诸，诸多；黄家，久治不愈之黄疸病人。

但利其小便：但，只有；利，通利。

假令脉浮：假令，假如。

当以汗解之：黄疸病与太阳病相兼，以太阳病为主，应先使用发汗方法。

【原文】　诸黄，猪膏发煎主之。（第十五17）

【语译】　湿热瘀血黄疸证有诸多症状表现，其治可选用猪膏发煎。

【注释】

诸黄：诸，诸多症状表现；黄，黄疸。

猪膏发煎：既可辨治妇人阴吹证，又可辨证燥热瘀血黄疸证。

【方药】　猪膏发煎

猪膏半斤（24g）　乱发如鸡子大，三枚（10g）

上二味，和膏中煎之，发消药成，分再服，病从小便出。

【药解】　方中猪膏（即猪脂油）生津润燥，清热通便，凉血育阴，利血散瘀，解毒泄邪。乱发化瘀散结，利湿退黄，通利血脉。

【药理】　具有调节胃肠道蠕动，促进血小板聚集，调节代谢，利尿，消炎，抗病毒，抗硬化等作用。

【原文】　黄疸病，茵陈五苓散主之。（第十五18）

【语译】 黄疸病湿重于热者，其治可选用茵陈五苓散。

【注释】

黄疸病：根据茵陈五苓散方药组成，判断黄疸病的病变证机是以湿热蕴结，以湿为主。

【方药】 茵陈五苓散

茵陈蒿末十分（30g） 五苓散五分（15g）

上二物，和，先食，饮方寸匕，日三服。

【药解】 方中茵陈蒿清利湿热，使肝胆或脾胃湿热之邪尽从下去。泽泻渗湿利湿而清热。猪苓利水渗湿。茯苓健脾渗湿而利小便。白术健脾燥湿。桂枝温阳化气。

【药理】 具有保肝利胆，降血脂，降血压，降血糖，改善微循环，解除胃肠道平滑肌痉挛，增强胃肠道蠕动，增强机体免疫功能，调节水液代谢，调节内分泌，消炎，抗真菌，抗病毒，抗肿瘤，抗过敏等作用。

【原文】 黄疸，腹满，小便不利而赤，自汗出，此为表和里实，当下之，宜大黄硝石汤。（第十五19）

【语译】 黄疸病的表现是脘腹胀满，小便不利而色赤，自汗出，这是表气和调里有实邪，其治当用下法，可选用大黄硝石汤。

【注释】

黄疸：湿热瘀血黄疸。

腹满：腹，包括胃脘；满，胀满。

小便不利而赤：赤，色泽黄赤。

此为表和里实：表和，自汗出的病变证机是里热熏蒸而非太阳之气不固；里实，湿热瘀血。

【方药】 大黄硝石汤

大黄四两（12g） 黄柏四两（12g） 硝石四两（12g） 栀子十五枚（15g）

上四味，以水六升，煮取二升，去滓，内硝，更煮取一升，顿服。

【药解】 方中大黄泻肝胆湿热，使湿热之邪从大便而去。硝石泻热逐瘀，软坚散结。黄柏清热燥湿。栀子清热泻湿，使湿热之邪从小便去。

【药理】 具有保肝利胆，降血脂，降血压，解除胃肠道平滑肌痉挛，增强胃肠道蠕动，增强机体免疫功能，调节内分泌，消炎，抗真菌，抗病毒，抗硬化，抗肿瘤，抗过敏等作用。

【原文】 黄疸病，小便色不变，欲自利，腹满而喘，不可除热，热除必哕，哕者，小半夏汤主之。（第十五20）

【语译】 寒湿黄疸证的表现是小便色泽正常，常常有将要排大便的感觉，腹满，气喘，虽有发热症状但不可用清热方药，寒凉清热，必伤胃气而为哕逆，以哕逆为主者，其治可选用小半夏汤。

【注释】

黄疸病：黄疸，寒湿黄疸；病，病证表现。

小便色不变：色，色泽；不变，颜色正常。

欲自利：欲，将要；自利，排大便。

不可除热：发热是症状表现而不是病变证机，故不能使用清热方药。

热除：用寒凉药解热，虽能除暂时之热，但必伤阳明胃气。

【原文】 诸黄，腹痛而呕者，宜柴胡汤。必小柴胡汤。（第十五21）

【语译】 黄疸有诸多症状表现，如腹痛、呕吐，其治可选用柴胡汤类，尤其是小柴胡汤最为常用。

【注释】

诸黄：诸，诸多症状表现；黄，胆郁黄疸证。

腹痛而呕：腹痛，包括胃痛。

宜柴胡汤：柴胡汤，小柴胡汤或大柴胡汤等。

【原文】 男子黄，小便自利，当与虚劳小建中汤。（第十五22）

【语译】 男子身目发黄，小便自利，其治应给予能辨治虚劳的小建中汤。

【注释】

男子黄：男子，包括女子；黄，黄疸。病变证机是气血
虚弱，肌肤不得气血所养。

小便自利：气血虚弱之黄疸，未有明显湿邪蕴结，故小
便自利。

当与虚劳小建中汤：当，应当；与，给予；虚劳，久治
不愈之虚证。

第十六章
惊悸吐血下血胸满瘀血病脉证治第十六

【原文】 寸口脉动而弱，动即为惊，弱则为悸。（第十六1）

【语译】 寸口脉搏动急促而弱，脉急促多为惊，脉弱多为悸。

【注释】

寸口脉动而弱：动，急促；弱，虚弱。病变证机是虚实夹杂。

动即为惊：惊惕的脉搏动多急促。

弱则为悸：心悸的脉搏动多虚弱。

【原文】 师曰：夫脉浮，目睛晕黄，衄未止；晕黄去，目睛慧了，知衄今止。（第十六2）

【语译】 老师说：在通常情况下，脉浮，目睛周围光圈模糊晦黄，衄血病证仍未解除；目睛周围光圈模糊晦黄消失，目睛视物清晰，推测衄血目前即可痊愈。

【注释】

目睛晕黄：目睛，眼睛；晕，发光体周围的模糊光圈；黄，晦黄，暗黄。

衄未止：衄，出血；未止，病证仍在。

晕黄去：去，消失。

目睛慧了：慧，清晰，明了。

知衄今止：知，推测；今，目前；止，消失。

【原文】 又曰：从春至夏衄者，太阳；从秋至冬衄者，阳明。（第十六3）

【语译】 老师又说：从春季到夏季有衄血，可从太阳辨治；从秋季到冬季有衄血者，可从阳明辨治。

【注释】

又曰：曰，老师说。

太阳：太阳主表，从春季到夏季衄血，其治可从太阳透发止衄。

阳明：阳明主里，从秋季到冬季衄血，其治可从阳明通泄止衄。

【原文】 衄家，不可发汗，汗出必额上陷，脉紧急，直视不能眴，不得眠。（第十六4）

【语译】 病是内外夹杂性病变，在里是阴血虚证，病变即使以太阳病为主，其治不可仅用发汗方法，如果仅用发汗方法，则会引起前额筋脉凹陷，脉紧急，两目僵硬不能活动，不能睡眠。

【注释】

衄家：衄，出血，鼻出血；家，久病不愈。

不可发汗：不能仅用发汗方药，可与发汗方药合并使用。

汗出必额上陷，脉紧急：汗出，使用发汗方法；额上陷，前额筋脉凹陷；紧急，绷紧。病变证机是阴血亏虚不得滋荣。

直视不能眴：直视，两目僵硬；眴，活动自如。

不得眠：失眠。

【原文】 病人面无色，无寒热；脉沉弦者，衄；浮弱，手按之绝者，下血；烦咳者，必吐血。（第十六5）

【语译】 病人面部无光泽，没有恶寒发热；其脉沉弦者，可有衄血；假如脉浮弱，以手重按之伏而不见，可有下血；假如心烦，咳嗽者，可有吐血。

【注释】

病人面无色：面，颜面；色，光泽。

无寒热：病人衄血有类似太阳病，应与之相鉴别。

脉沉弦者：病变证机是虚热郁结于内。

浮弱，手按之绝者：浮弱，脉浮弱；按，重按；绝，伏而不见。

下血：包括大便出血和小便出血。

烦咳者：病变部位在心肺。

必吐血：必，可有；吐血，亦即衄血，病变部位并不局限于心肺，更有在脾胃。

【原文】 夫吐血，咳逆上气，其脉数而有热，不得卧者，死。（第十六6）

【语译】 在通常情况下，吐血，咳嗽，气喘，气上冲，病人脉数的病变证机是邪热，不能躺卧，此病情较重，预后不良。

【注释】

夫吐血：病变部位在胃。

咳逆上气：病变部位在肺。

其脉数而有热：脉数，病变证机是邪热蕴结肺胃。

不得卧：病变部位在心，亦即出血的病变部位在心肺、胃，病情较复杂多变。

【原文】 夫酒客咳者，必致吐血，此因极饮过度所致也。（第十六7）

【语译】 在通常情况下，经常饮酒之人有咳嗽，可能引起吐血，这是因为饮酒太过所引起的肺胃病证。

【注释】

夫酒客咳者：酒客，经常饮酒之人；咳，酒热伤肺。

必致吐血：必，可有；吐血，饮酒太过可引起胃热吐血，并不局限于肺热咯血。

此因极饮过度所致也：极饮，极度饮酒；过度，饮酒用量太过。

【原文】　寸口脉弦而大，弦则为减，大则为芤，减则为寒，芤则为虚，寒虚相击，此名曰革，妇人则半产漏下，男子则亡血。（第十六8）

【语译】　寸口脉弦而大，弦为精血亏虚，大为脉形中空，精血亏虚多主寒，脉形中空多主虚，精血亏虚与阴寒相互搏结，这样的脉形叫作革脉；女子可能有半产漏下，男子可能有血虚少精。

【注释】

脉弦而大：脉轻按则弦大，重按则中空无力。

弦则为减：弦，弦脉；减，少也，精血亏虚。

大则为芤：大，大脉；芤，脉形外硬且中空虚。

减则为寒：精血亏虚而生寒。

芤则为虚：芤脉多主虚弱病变证机。

寒虚相击：寒，阴寒内生。虚，正气不足，精气亏虚；

此名曰革：脉浮取则硬，重按中空无力，叫作革脉。

妇人则半产漏下：半产，流产；漏下，月经经久不止。

男子则亡血：亡血，血虚。

【原文】 亡血，不可发其汗，发汗则寒慄而振。（第十六9）

【语译】 病是内外夹杂性病变，以里证为主，在里是血虚，即使在表有太阳病比较重，其治也不能仅用汗法，应当兼顾血虚，如果先用汗法，则会引起全身怕冷，身体震颤。

【注释】

亡血：亡，虚甚。

不可发其汗：内外夹杂性病变，不能单独使用发汗方法，但可与发汗方法合并使用。

发汗则寒慄而振：发汗，仅用发汗方法；寒慄，怕冷；振，身体震颤。

【原文】 病人胸满，唇痿，舌青，口燥，但欲漱水不欲咽，无寒热，脉微大来迟，腹不满，其人言我满，为有瘀血。（第十六10）

【语译】 病人胸满，唇萎缩无光泽，舌质青紫，口干咽燥，仅欲漱水且不欲下咽，无恶寒发热，脉略微大而迟，脘腹未有胀满，但病人自觉胀满，这是有瘀血病变。

【注释】

病人胸满：包括胸痛。

唇痿：痿，唇肌萎缩，或唇无光泽。

舌青：青，舌青紫，或舌紫斑。

但欲漱水不欲咽：但，仅仅；漱水，口腔含水；不欲咽，所饮之水不欲咽下。

无寒热：瘀血证有类似太阳病，应与之相鉴别。

脉微大来迟：微，略微，非言脉微；来，伴随。

腹不满：没有腹满的症状表现。

其人言我满：其人，病人；言我满，病人自我感觉脘腹胀满。

为有瘀血：病变证机是瘀血阻滞。

【原文】 病者如热状，烦满，口干燥而渴，其脉反无热，此为阴伏，是瘀血也，当下之。（第十六11）

【语译】 病人自觉发热且体温正常，心烦，胸满，或腹满，口舌干燥伴有口渴，病人脉不数，此病变部位在阴血，病变证机是瘀血，其治可选用下法。

【注释】

病者如热状：如，好像，似有；热状，发热的症状。

烦满：烦，心烦；满，胸满或腹满。病变证机是瘀血阻滞。

口干燥而渴：病变证机是瘀血阻遏阳气而不气化水津。

其脉反无热：热，发热，引申为发热之脉数；无热，脉不数。

此为阴伏：阴，阴血；伏，瘀血伏结。

是瘀血也：病变证机是瘀血阻滞。

当下之：辨治瘀血的基本原则是使用下法。

【原文】 火邪者，桂枝去芍药加蜀漆牡蛎龙骨救逆汤主之。（第十六12）

【语译】 火热之邪损伤心阳，其治可选用桂枝去芍药加蜀漆牡蛎龙骨救逆汤。

【注释】

火邪：温热之邪，或火热之邪，亦即寒邪易伤阳，火热之邪也易伤阳。

【原文】 心下悸者，半夏麻黄丸主之。（第十六13）

【语译】 心下悸动不安，其治可选用半夏麻黄丸。

【注释】

心下悸：心下，心中，病变证机是饮邪凌心，病证表现是心悸；心下，也指胃脘，病变证机是饮结脾胃，病证表现是胃脘悸动不安。

半夏麻黄丸：既可辨治病变部位在心，又可辨治病变部位在脾胃。

【方药】 半夏麻黄丸

半夏 麻黄等分

上二味，末之，炼蜜和丸小豆大，饮服三丸，日三服。

【药解】 方中半夏醒脾化饮，宣畅心气，降逆化痰。麻黄利水化饮，宣发阳气，温宣心气。

【药理】 具有强心，改善微循环，对心脏机能所处状态双向调节，抗凝血，调节呼吸中枢，调节支气管平滑肌痉挛，调节支气管腺体分泌，降血脂，抗氧化，调节胃肠道蠕动，抗心脑缺氧，增强机体免疫功能等作用。

【原文】 吐血不止者，柏叶汤主之。（第十六14）

【语译】

吐血不能自止，其治可选用柏叶汤。

【注释】 吐血不止：病变证机是阳虚不能固摄脉络。

【方药】 柏叶汤

柏叶 干姜各三两（9g） 艾三把（15g）

上三味，以水五升，取马通汁一升，合煮取一升。分温再服。

【药解】 方中干姜温中助阳，通脉止血。艾叶温经散寒，调经止血。柏叶止血，并监制干姜、艾叶温热太过而动血。马通汁引药入阴而止血。

【**药理**】 具有促进血小板聚集，改善微循环，增强机体免疫功能，抗氧化，改善心、肝、肺、肾功能，调节内分泌，调节代谢，抗疲劳等作用。

【**原文**】 下血，先便后血，此远血也，黄土汤主之。（第十六15）

【**语译**】 出血，先大便后出血，这是内脏出血，其治可选用黄土汤。

【**注释**】

下血：大便出血。

先便后血：病变部位在内脏，病变证机是阳虚不固，即先大便后出血。

此远血也：远，病变部位远离肛门，即内脏出血。

【**方药**】 黄土汤

甘草三两（9g） 干地黄三两（9g） 白术三两（9g） 附子炮，三两（9g） 阿胶三两（9g） 黄芩三两（9g） 灶心黄土半斤（24g）

上七味，以水八升，煮取三升。分温二服。

【**药解**】 方中灶心黄土温中暖脾，收敛固涩，摄血止血。附子温壮阳气。白术健脾益气，气以摄血。阿胶养血滋阴，益血止血。干地黄补血益血。黄芩止血，制约附子、灶心黄土温热药不伤阴血。甘草益气补中。

【药理】 具有调节胃肠道平滑肌蠕动，保护胃黏膜，抗溃疡，促进血小板聚集，调节造血功能，改善微循环，增强机体免疫功能，抗氧化，改善心肝肺肾功能，调节内分泌，调节代谢，抗疲劳，抗过敏等作用。

【原文】 下血，先血后便，此近血也，赤小豆当归散主之。（第十六16）

【语译】 出血，先出血后大便，这是肛门周围病变出血，其治可选用赤小豆当归散。

【注释】

下血：大便出血。

先血后便：病变部位在肛门周围，病变证机是湿热损伤脉络，即先出血后大便。

此近血也：近，病变部位近在肛门周围，即肛门周围病变出血。

【原文】 心气不足，吐血，衄血，泻心汤主之。（第十六17）

【语译】 心气不足，或心阴气不足，并有吐血、衄血，其治可选用泻心汤。

【注释】

心气不足：心气，心中之气，心中之阴气；不足，亏损。病变证机是凡缺不足，或心阴损而生热，以热为主。

吐血：病变部位在阳明胃。

衄血：病变部位具有不确定性，但病变证机是热。

【方药】 泻心汤

大黄二两（6g）　黄连　黄芩各一两（3g）

上三味，以水三升，煮取一升。顿服之。

【药解】 方中大黄清热降泄，凉血止血。黄连泻热解毒，凉血止血。黄芩清热凉血。

【药理】 具有抑制胃酸，保护胃黏膜，抗溃疡，调节血小板聚集，改善微循环，增强机体免疫功能，降血糖，降血脂，抗氧化，改善心肾功能，消炎，抗病毒，抗过敏等作用。

第十七章
呕吐哕下利病脉证治第十七

【原文】 夫呕家有痈脓者，不可治呕，脓尽自愈。（第十七1）

【语译】 呕吐夹杂痈脓，不能仅局限于治呕吐，应当治痈脓，则病可向愈。

【注释】

呕家有痈脓：呕家，久治不愈之呕吐；有，出现，表现；痈脓，呕吐物中夹有痈脓。

不可治呕：不能仅局限于治呕，应既治痈脓又治呕吐。

脓尽自愈：尽，溃散，消散；脓尽，痈脓消散。

【原文】 先呕却渴者，此为欲解。先渴却呕者，为水停心下，此属饮家。

呕家本渴，今反不渴者，以心下有支饮故也，此属支饮。（第十七2）

【语译】 病人呕吐后即口渴，这可能是疾病向愈之佳兆。口渴后即呕吐，这是因水饮停留在胃脘，病变证机属于饮邪支结。

呕吐日久不愈，病人本有口渴，但现在口不渴，这是胃脘有支饮留结不去的缘故。

【注释】

先呕却渴者：先，呕吐在前；却，口渴在后。亦即呕吐之后津液被伤则有口渴。

此为欲解：呕吐之后，饮邪得去，病为向愈。

先渴却呕者：先，口渴在前；却，呕吐在后。亦即饮水之后有呕吐，这是水饮留结不去的缘故。

为水停心下：停，留结不去；心下，胃脘。

此属饮家：饮家，饮邪留结久而不愈。

呕家本渴：呕家，呕吐日久不愈；本，本来。

今反不渴者：今，目前，现在。

以心下有支饮故也：以，因为；心下，胃脘；支饮，饮邪支结。

此属支饮：支饮，水饮之邪留结，胃脘支结不舒。

【原文】 脉弦者，虚也，胃气无余，朝食暮吐，变为胃反。寒在于上，医反下之，今脉反弦，故名曰虚。（第十七3）

【语译】 阳明胃虚寒证的表现，脉弦，乃虚中夹寒，胃气大虚，早食暮吐，病演变为胃反。虚寒在胃脘类似实证，医生未能审明病变反而用下法治疗，目前诊脉弦，这叫作阳明胃虚寒证。

【注释】

虚也：病变证机是虚寒，以虚为主。

胃气无余：无余，没有多余的，引申为大虚。

朝食暮吐：朝食，早上阳气渐盛，尚能饮食；暮吐，傍晚阳气渐减，阳气不能消谷则又吐出。

变为胃反：变，演变，转变；胃反，食则即吐。病变证机是阳明虚寒，虚不能受纳而上逆。

寒在于上：寒，虚寒；上，胃脘。

医反下之：医，医生；反，误将虚寒证当作实证而用下法，下之必大伤阳气。

今脉反弦：今，目前，当前，现在；脉，诊脉；反，且也。

故名曰虚：虚，虚寒，以虚为主。

【原文】 寸口脉微而数，微则无气，无气则营虚，营虚则血不足，血不足则胸中冷。（第十七4）

【语译】 阳明虚寒证的表现是寸关尺三部脉既微又数，脉微主气虚，气虚不能化营则营虚，营虚不能化血则血虚，气血虚弱则可演变为胸中怕冷。

【注释】

寸口脉微而数：寸口脉，寸关尺三部脉；数，气虚不固，阳气浮越。

微则无气：微，脉微；无气，无即没有，引申为气虚较甚。

无气则营虚：营虚，气虚不能化营，营因之而虚。

营虚则血不足：营可化血，血生于营，营虚则血亦虚。

血不足则胸中冷：血，血以涵气，亦即气血相互为用；胸中冷，胸中之气因阳明之气虚而不能温煦。

【原文】 趺阳脉浮而涩，浮则为虚，涩则伤脾，脾伤则不磨，朝食暮吐，暮食朝吐，宿谷不化，名曰胃反。脉紧而涩，其病难治。（第十七5）

【语译】 趺阳脉浮而涩，脉浮无力主虚证，脉涩主寒伤脾胃，脾胃伤则不能受纳与运化，早食暮吐，或暮食早吐，病变证机是脾胃虚弱，饮食积滞，宿而不消，这样的病叫作胃反。脉紧而涩，病情较重，治疗较难。

【注释】

趺阳脉浮而涩：趺阳脉，位于足背胫前动脉搏动处，属足阳明胃经的经脉。

浮则为虚：浮，脉浮；虚，脉浮无力。病变证机是脾胃虚弱，气血无以化生。

涩则伤脾：涩脉主虚寒；脾，脾胃；伤脾，脾胃虚弱，寒又伤脾胃。

脾伤则不磨：脾伤，脾胃因寒而伤；不磨，胃不受纳，脾不运化。

朝食暮吐：朝为阳，暮为阴，朝则阳气渐盛故能食；暮则阳气渐弱，脾胃虚寒，不能纳食则吐。

暮食朝吐：暮为阳明主时，故能食；朝则阳气渐生，阴寒未去而上逆则吐。因人不同，因体质不同，食吐可有不同的病证表现。

宿谷不化：宿谷，食而不消；化，消化。

脉紧而涩：紧，主寒盛；涩，主寒凝。

【原文】 病人欲吐者，不可下之。（第十七6）

【语译】 阳明胃病以欲呕吐为主，其治不能用泻下方药。

【注释】

病人欲吐者：病，阳明胃病；欲，常有，常想；吐，胃气上逆。

不可下之：阳明胃气上逆有类似阳明大肠浊气上逆，对此切不可盲目用下。

【原文】 哕而腹满，视其前后，知何部不利，利之则愈。（第十七7）

【语译】 哕逆，腹满，根据病证表现务必辨清病变在大肠还是在膀胱，然后采取相应治疗方药。

【注释】

哕而腹满：哕，病变证机在下焦或大肠、膀胱。

视其前后：视，根据；其，病证表现；前，前阴，膀胱；后，大肠，肛门。

知何部不利：知，辨清；何部，病变部位；利，通也；不利，不通。

利之则愈：利，疏通，通下。

【原文】 呕而胸满者，茱萸汤主之。（第十七8）

【语译】 阳明虚寒证的表现是呕吐、胸满，其治可选用吴茱萸汤。

【注释】

呕而胸满：阳明虚寒证，既可能以呕吐为主，又可能以胸满为主。

茱萸汤：既可辨治阳明虚寒证，又可辨治上焦虚寒证，但不可局限于阳明胃。

【原文】 干呕，吐涎沫，头痛者，吴茱萸汤主之。（第

十七9）

【语译】 欲吐但未吐，呕吐浊唾涎沫，头痛者，其治可选用吴茱萸汤。

【注释】

干呕：肝寒犯胃所致。

吐涎沫：寒水不化而上逆。

吴茱萸汤：既可辨治以呕吐为主，又可辨治以吐涎沫为主，更可辨治以头痛为主。

【原文】 呕而肠鸣，心下痞者，半夏泻心汤主之。（第十七10）

【语译】 病人呕吐，肠鸣，心下痞者，其治可选用半夏泻心汤。

【注释】

呕而肠鸣：呕，包括恶心，哕逆；肠鸣，包括大便溏泄。

心下痞者：心下，胃脘；痞，不通，包括心下疼痛。

半夏泻心汤：既能辨治痞满不痛，又可辨治痞满疼痛，更可辨治以疼痛为主。

【原文】 干呕而利者，黄芩加半夏生姜汤主之。（第十七11）

【语译】 干呕，下利者，其治可选用黄芩加半夏生姜汤。

【注释】

干呕而利者：病变证机是阳明胃寒，浊气上逆；少阳胆热，下迫下注。

黄芩加半夏生姜汤：既可辨治少阳胆热证与阳明胃寒证相兼，又可辨治少阳胆热证与太阴脾寒证相兼。

【原文】 诸呕吐，谷不得下者，小半夏汤主之。（第十七12）

【语译】 诸多疾病均可引起呕吐，不能饮食，其治可选用小半夏汤。

【注释】

诸呕吐：诸，诸多疾病；呕吐，呕吐的病变证机属于寒饮。

谷不得下者：谷，食物；不得下，不能入胃，不思饮食。

【方药】 小半夏汤

半夏一升（24g） 生姜半斤（24g）

上二味，以水七升，煮取一升半。分温再服。

【药解】 方中半夏温暖降逆，化饮除湿。生姜宣畅脾胃气机，散水降逆和胃。

【药理】 具有调节水、电解质代谢，调节胃肠道平滑肌蠕动，保护胃肠黏膜，调节呼吸中枢，改善肺肾功能，调节支气管腺体分泌，解除支气管平滑肌痉挛，促进新陈代谢，抗胃溃疡，抗氧化，抗心肌缺血，增强机体免疫功能，降血脂等作用。

【原文】 呕吐而病在膈上，后思水者，解，急与之；思水者，猪苓散主之。（第十七13）

【语译】 呕吐病变证机在胸膈，呕后欲饮水，病为向愈，应当急急用药治之；饮水但不解渴，其治可选用猪苓散。

【注释】

呕吐而病在膈上：呕吐，病变部位在胃脘；病，病变证机；膈上，胸膈。

后思水者：后，呕吐之后；思水，思，欲也，即口干欲饮水。

解：病为向愈之征兆。

思水者：口干欲饮水但不欲下咽。

猪苓散：既可辨治饮停上焦证，又可辨治饮停中焦证。

【方药】 猪苓散

猪苓　茯苓　白术各等分

上三味，杵为散，饮服方寸匕，日三服。

【药解】 方中猪苓利水渗湿，泄利水气。茯苓健脾渗湿利小便。白术健脾以制水，燥湿以治水。

【药理】 具有调节心肺功能，降血压，降血脂，消炎，抗过敏，镇痛，调节内分泌代谢，增强机体免疫功能等作用。

【原文】 呕而脉弱，小便复利，身有微热，见厥者，难治，四逆汤主之。（第十七14）

【语译】 少阴阳虚阴寒证类似厥阴病的表现是呕吐，脉弱，小便通利，身体轻微发热，手足厥逆或神志昏厥者，病较难治，可选用四逆汤。

【注释】

呕而脉弱：呕，病变证机在少阴，病证表现在阳明胃。

小便复利：复，恢复。即小便原之不利变为通利。

身有微热：热，症状表现，病变证机是寒，热是假热。

见厥者：见，出现。

【原文】 呕而发热者，小柴胡汤主之。（第十七15）

【语译】 厥阴病证与少阳病证相兼，以呕吐、发热为主，其治可先用小柴胡汤。

【注释】

呕而发热：病变证机既可见于少阳，又可见于厥阴。

小柴胡汤：既可辨治以少阳为主，又可辨治以厥阴为主。

【原文】 胃反呕吐者，大半夏汤主之。（第十七16）

【语译】 朝食暮吐，或暮食朝吐，其治可选用大半夏汤。

【注释】

胃反呕吐者：胃反，胃气上逆，亦即朝食暮吐，暮食朝吐。

大半夏汤：既可辨治胃气上逆证，又可辨治肺气上逆证。

【方药】 大半夏汤

半夏洗完用，二升（48 g） 人参三两（9 g） 白蜜一升（60 mL）

上三味，以水一斗二升，和蜜扬之二百四十遍，煮取二升半，温服一升，余分再服。

【药解】 方中重用半夏温暖脾胃，燥湿化饮，降逆止呕，通阳散结。人参补益脾胃。白蜜补中益气，缓急和中。

【药理】 具有对胃肠蠕动功能双向调节，解除胃肠道平滑肌痉挛，保护胃黏膜，抗氧化，增强机体免疫功能，改善肺肾功能，改善副交感神经，对中枢神经双向调节，降低胃张力，降血糖，调节呼吸中枢，对胃肠道平滑肌双向调节，强心，调节心律，改善微循环等作用。

【原文】 食已即吐者，大黄甘草汤主之。（第十七17）

【语译】 饮食后即呕吐者，其治可选用大黄甘草汤。

【注释】

食已即吐者：食，饮食；已，之后；吐，呕吐食物。

大黄甘草汤：既可辨治胃热气逆证，又能辨治大肠热结证。

【方药】 大黄甘草汤

大黄四两（12g）　甘草一两（3g）

上二味，以水三升，煮取一升，分温再服。

【药解】 方中大黄泻热降逆，和胃下行。甘草益气和中，缓大黄之峻下。

【药理】 具有调节胃肠道蠕动，促进消化，保肝利胆，促进胆汁分泌，促进血液中胆红素迅速排泄，解热，消炎，抗病毒，抗支原体，抗过敏，抗血吸虫，镇静，镇痛，抗胆碱能抑制，抗自由基，减弱心肌收缩力，降血压，降血糖，增强纤维蛋白溶解活性，防止动脉粥样硬化，防止血栓形成，促进血小板聚集，调节内分泌，调节中枢神经，增强机体免疫功能等作用。

【原文】 胃反，吐而渴欲饮水者，茯苓泽泻汤主之。

（第十七18）

【语译】 饮阻脾胃证的表现是呕吐，渴欲饮水，其治可选用茯苓泽泻汤。

【注释】

胃反：食后即呕吐。

吐而渴欲饮水者：呕吐因水气内停所致，吐后津伤又有渴欲饮水，饮后又加剧水气内停。

【方药】 茯苓泽泻汤

茯苓半斤（24g） 泽泻四两（12g） 甘草二两（6g） 桂枝二两（6g） 白术三两（9g） 生姜四两（12g）

上六味，以水一斗，煮取三升，内泽泻，再煮取二升半。温服八合，日三服。

【药解】 方中茯苓健脾益气，渗利水湿。泽泻泻脾胃水饮留结。桂枝温阳化气，温胃化饮。白术健脾燥湿。生姜温胃散寒，宣畅中气。甘草益气和中。

【药理】 具有调节胃肠道平滑肌蠕动，保护胃肠黏膜，调节心律，改善微循环，调节腺体分泌，促进新陈代谢，抗胃溃疡，抗氧化，抗心肌缺血，增强机体免疫功能，改善肺肾功能，对中枢神经双向调节，调节水、电解质代谢，保肝利胆等作用。

【原文】 吐后，渴欲得水而贪饮者，文蛤汤主之；兼主

微风，脉紧，头痛。（第十七19）

【语译】　胃热津伤证的表现是呕吐之后，口渴饮水而贪饮不止，其治可选用文蛤汤；若胃热津伤证兼有太阳伤寒证，轻微怕风，脉紧，头痛，其治亦可选用文蛤汤。

【注释】

吐后：呕吐之后的病变证机仍是胃热津伤。

渴欲得水而贪饮者：贪饮，饮水且不能缓解口渴。

兼主微风：兼，又也；主，治疗；微风，轻微怕风。

【方药】　文蛤汤

文蛤五两（15 g）　麻黄三两（9 g）　甘草三两（9 g）　生姜三两（9 g）　石膏五两（15 g）　杏仁五十个（8.5 g）　大枣十二枚

上七味，以水六升，煮取二升。温服一升，汗出即愈。

【药解】　方中文蛤清胃泻热益阴。麻黄解表散寒或温阳化饮。石膏清热生津止渴。生姜醒脾和胃，宣散透达。杏仁降泄浊逆。甘草、大枣，补中益气，防止宣降伤中。

【药理】　具有调节胃肠道蠕动，调节支气管腺体分泌，解除支气管平滑肌痉挛，解热、抗过敏、消炎、止痛、平喘、抗风湿、强心、改善微循环、增强机体免疫功能等作用。

【原文】　干呕，吐逆，吐涎沫，半夏干姜散主之。（第

十七20）

【语译】 干呕，或呕吐呃逆，或吐涎沫，其治可选用半夏干姜散。

【注释】

干呕：呕而无物。

吐逆：吐，呕吐；逆，呃逆。

吐涎沫：呕吐浊唾涎沫。

【方药】 半夏干姜散

半夏 干姜等分

上二味，杵为散，取方寸匕，浆水一升半，煮取七合。顿服之。

【药解】 方中半夏温中散寒，降逆化饮。干姜温脾暖胃，温阳散寒。浆水，调中开胃，畅达气机，降逆止呕。

【药理】 具有调节水、电解质代谢，调节胃肠道蠕动，保护胃肠黏膜，调节呼吸中枢，改善肺肾功能，调节支气管腺体分泌，解除支气管平滑肌痉挛，促进新陈代谢，抗胃溃疡，抗氧化，抗心肌缺血，增强机体免疫功能，降血脂等作用。

【原文】 病人胸中似喘不喘，似呕不呕，似哕不哕，彻心中愦愦然无奈者，生姜半夏汤主之。（第十七21）

【语译】 病人胸中似喘但又不是气喘，似呕但又不是呕吐，似哕但又不是哕逆，整个心胸或胃脘极度痛苦但又无可奈何，其治可选用生姜半夏汤。

【注释】

病人胸中似喘不喘：似喘，类似气喘；不喘，病证表现不是气喘。

似呕不呕：似呕，类似呕吐；不呕，病证表现不是呕吐。

似哕不哕：似哕，类似哕逆；不哕，病证表现不是哕逆。

彻心中愦愦然无奈：彻，整个；心中，心胸，胃脘；愦愦然，极度痛苦但又无可奈何。

生姜半夏汤：既可辨治饮阻脾胃冲胸证，又可辨治饮阻脾胃呕逆证。

【方药】 生姜半夏汤

半夏半升（12 g）　生姜汁一升（60 mL）

上二味，以水三升，煮半夏，取二升，内生姜汁，煮取一升半。小冷，分四服。日三夜一服，止，停后服。

【药解】 方中半夏醒脾温胃燥湿，通阳助阳化饮，降泄浊气上逆。生姜汁降逆和胃，散结化饮，温胃散寒，开达胸中阳气，调理脾胃，燮理气机升降。

【药理】 具有调节水、电解质代谢，调节胃肠道蠕动，保护胃肠黏膜，调节呼吸中枢，改善肺肾功能，调节支气管腺体分泌，解除支气管平滑肌痉挛，促进新陈代谢，抗胃溃疡，抗氧化，抗心肌缺血，增强机体免疫功能，降血脂，抗过敏等作用。

【原文】 干呕，哕，若手足厥者，橘皮汤主之。（第十七22）

【语译】 病人干呕，哕逆，或手足厥冷者，其治可选用橘皮汤。

【注释】

干呕：呕吐无物。

哕：气从胃脘上冲心胸，且不能自止。

橘皮汤：既可辨治脾胃寒湿哕证，又可辨治脾胃寒湿胀满证。

【方药】 橘皮汤

橘皮四两（12g）　生姜半斤（24g）

上二味，以水七升，煮取三升。温服一升，下咽即愈。

【药解】 方中橘皮宣通气机，理脾和胃，燥湿降逆。生姜散寒除湿，通阳降逆，温中止痛。

【药理】 具有调节胃肠道平滑肌，改善微循环，调节呼吸中枢，调节腺体分泌，解除胃肠道平滑肌痉挛，保护胃黏膜，抗氧化，抗心肌缺血，增强机体免疫功能，改善心肺肝肾功能，改善副交感神经，对中枢神经双向调节，降低胃张力等作用。

【原文】 哕逆者，橘皮竹茹汤主之。（第十七23）

【语译】 哕逆者，其治可选用橘皮竹茹汤。

【注释】

哕逆者：哕，气逆；逆，逆行，上逆，或干呕，或嗳气，或呕吐，或浊气上逆，或浊气内结。病变证机是中气虚弱，浊热上逆。

【方药】 橘皮竹茹汤

橘皮二升（48g）　竹茹二升（48g）　大枣三十枚　人参一两（3g）　生姜半斤（24g）　甘草五两（15g）

上六味，以水一斗，煮取三升。温服一升，日三服。

【药解】 方中橘皮行气化滞，和胃降逆。竹茹清热和胃，降泄浊气。人参补益脾胃，和畅中气。生姜降逆醒脾和胃。大枣、甘草，益气补中，调理脾胃。

【药理】 具有调节胃肠道蠕动，促进消化，保肝利胆，促进胆汁分泌，促进血液中胆红素迅速排泄，抗胆碱能抑制，抗自由基，减弱心肌收缩力，降血压，降血糖，促进血小板聚集，调节内分泌，调节中枢神经，增强机体免疫功能等作用。

【原文】 夫六腑气绝于外者，手足寒，上气，脚缩；五

脏气绝于内者，利不禁，下甚者，手足不仁。（第十七24）

【语译】 在通常情况下，六腑之阳气大伤于外者，手足厥寒，气逆上冲，下肢挛急抽筋；五脏之阳气大伤于内者，大便滑脱不能自止，下利特别明显，手足麻木不仁，知觉迟钝。

【注释】

夫六腑气绝于外者：气，阳气；绝，大伤；外，病变证机在里而病证表现在外。

上气：浊气上逆。

脚缩：脚，包括小腿；缩，挛急抽筋。

五脏气绝于内者：内，内外，亦即病变证机在里，其病证表现既在外又在内。

利不禁：利，下利；禁，止也；不禁，滑脱不止。

下甚者：下，下利；甚，严重。

手足不仁：仁，知觉；不仁，麻木不仁，知觉迟钝。

【原文】 下利，脉沉弦者，下重也；脉大者，为未止；脉微弱数者，为欲自止，虽发热不死。（第十七25）

【语译】 肝热下利证的表现是下利，脉沉弦者，病以里急后重为主；脉大者，病变证机与病证表现仍在；脉微弱数者，肝热下利将要向愈，虽有发热，但预后良好。

【注释】

脉沉弦者：沉，病变证机在里；弦，肝热郁滞。

脉大者：大，邪热盛实，其病为加重。

为未止：未止，病证仍在，或加重。

脉微弱数者：微弱，减弱，减轻，亦即脉沉弦减轻；数，阳气恢复，气血和调，正气积极抗邪。

为欲自止：欲，将要；自，正气恢复；止，下利停止。

虽发热不死：病变证机不是阳气欲绝外越，而是正气积力恢复抗邪。

【原文】 下利，手足厥冷，无脉者，灸之，不温，若脉不还，反微喘者，死；少阴负趺阳者，为顺也。（第十七 26）

【语译】 阴盛阳竭证的表现是下利，手足厥冷，脉微似无，其治可选用灸法，灸后手足仍厥冷，脉仍微弱，更有微微气喘，病情危重，预后不良；少阴脉若能秉承阳明之脉气，病情虽重，但预后良好。

【注释】

无脉者：无，似有似无；脉，寸关尺三部脉。

灸之：包括针灸、药灸。

不温：不仅手足不温，身体亦厥冷。

若脉不还：还，归还，引申显现，出现。

反微喘者：反，更有；微，阳气欲竭；喘，阳气脱竭于上。

少阴负趺阳者：少阴，少阴心肾；负，承受，禀赋；趺阳，脾胃，亦即少阴心肾之气仍能得到脾胃之气充养，病情虽重，但预后良好。

【原文】 下利，有微热而渴，脉弱者，今自愈。（第十七27）

【语译】 厥阴肝寒证的表现是下利，并有轻微发热，口渴，脉弱，根据病证表现病可自我恢复向愈。

【注释】

下利：肝寒证之下利。

有微热而渴：有，表现；微热，原之怕冷而出现轻微身热，阳气恢复；渴，原之口淡而出现口渴，阳气化阴，阴津生成尚有不足。

脉弱者：阳气渐渐恢复而未暴露于外。

今自愈：今，根据；自，正气自我恢复；愈，向愈，缓解。

【原文】 下利，脉数，有微热，汗出，今自愈；设复紧，为未解。（第十七28）

【语译】 厥阴肝寒证的表现是下利，脉数，身有微热，汗出，病为向愈；假如脉数又变为原之紧脉，阳气恢复不及，寒邪未去。

【注释】

下利：肝寒证之下利。

脉数：阳气恢复，正气抗邪。

有微热：身体由原来怕冷转变为身有轻微发热，阳气恢复。

设复紧：设，假如；复，又出现；紧，脉紧，寒气盛，经脉拘急挛紧。

为未解：为，是也；未，没有；解，向愈。

【原文】 下利，脉数而渴者，今自愈；设不差，必清脓血，以有热故也。（第十七29）

【语译】 肝寒下利证的表现是脉数，口渴，这是肝寒向愈的征兆；假如脉数、口渴未能缓解且加重，可有大便中夹脓血，这是阳复太过而为邪热的缘故。

【注释】

下利：肝寒下利证的表现是脉迟和口淡。

脉数而渴者：脉数，由脉迟变数，阳气恢复抗邪；渴，阳从阴生，阴津化生尚有不足。

今自愈：今，目前；自，疾病向愈源于机体内在阴阳调整与恢复。

设不差：设，假如；差，病愈。

必清脓血：必，此处指可有；清，便也，指大便、小便。

【原文】 下利，脉反弦，发热，身汗者，自愈。（第十七30）

【语译】 肝热下利证的表现是脉不当弦而弦，身体发热，汗出，病为向愈。

【注释】

下利：肝热下利证的表现。

脉反弦：反，不当有而有；弦，正气积力抗邪。

发热：自觉身体发热而不是体温升高之发热。

身汗：身体微微汗出，乃为阳气向外透达。

自愈：自，机体自我恢复。

【原文】 下利气者，当利其小便。（第十七31）

【语译】 大便溏泄夹浊气排出，其治可选用利小便的方法。

【注释】

下利气者：下利，腹中浊气频频排出；气，大便溏泄夹浊气下行，或大便因矢气而滑出。

当利其小便：利下必夹湿，治湿必利小便。

【原文】 下利，寸脉反浮数，尺中自涩者，必清脓血。

（第十七32）

【语译】 肝热下利证的表现是下利，寸口脉反而浮数，尺部脉本来就涩，可有大便中夹脓血。

【注释】

寸脉反浮数：反，肝热下利证在通常情况下，寸部脉不会出现浮数，若有浮数脉则为反常现象；浮，邪热盛于外；数，邪热涌动气血。

尺中自涩者：尺，尺部脉；自，本来就有，病变证机源于内；涩，热伤血脉。

必清脓血：必，此处指可能；清，大便；清脓血，大便中夹血。

【原文】 下利清谷，不可攻表，汗出必胀满。（第十七33）

【语译】 内外夹杂性病变的表现是以下利清谷为主，其治不能先用汗法，假如先用汗法可能引起脘腹胀满。

【注释】

下利清谷：泻下无度且伴有不消化的食物。

不可攻表：攻，治也。

汗出必胀满：汗出，发汗；必，此处指可有。

【原文】 下利，脉沉而迟，其人面少赤，身有微热，下

利清谷者，必郁冒，汗出而解，病人必微厥，所以然者，其面戴阳，下虚故也。（第十七34）

【语译】 少阴阳虚阳郁证的表现是脉沉而迟，病人面色略夹红赤，身体轻微发热，下利伴有不消化食物，病至于此，头昏目眩如物所蒙，病证表现可随汗出而愈，病人可仍有轻微手足厥冷或神志昏厥，之所以有这种情况，是病人面色轻微红赤，下焦虚阳浮越于上的缘故。

【注释】

其人面少赤：少，轻微；赤，红也。病变证机是虚阳浮越较轻。

身有微热：热，自觉发热。

必郁冒，汗出而解：必，此处指可能；郁冒，头昏目眩如物所蒙；汗出，郁冒本无汗，今汗出者，阳气恢复而欲通畅。

病人必微厥：微厥，手足厥冷较轻或神志昏厥较轻。病变证机是阳气积力恢复抗邪而不及于清阳。

其面戴阳：戴，上也，面也；阳，热也，红也。

下虚故也：下虚，肾虚。

【原文】 下利后，脉绝，手足厥冷，晬时脉还；手足温者生，脉不还者死。（第十七35）

【语译】 阳气暴脱证的表现是下利后仍利，脉仍微而不见，手足仍厥冷，时而脉微应指；手足温和则预后良好，脉仍没有恢复迹象则预后不良。

【注释】

下利后：后，止也，亦即下利自止。

脉绝：绝，无也，微弱不见。

晬时脉还：晬，一天；时，偶尔；还，脉微应指。

脉不还者：还，出现，又有。

【原文】 下利，腹胀满，身体疼痛者，先温其里，乃攻其表。温里，宜四逆汤；攻表，宜桂枝汤。（第十七36）

【语译】 厥阴病证与太阳病证相兼的表现是下利，腹胀满，身体疼痛，以里证为主，其治可先温其里，然后再治表证。温里可选用四逆汤，解表可选用桂枝汤。

【注释】

先温其里：先，以里证为主；温，确立治法是温补；里，厥阴。

乃攻其表：乃，然后；攻，治也。

【原文】 下利，三部脉皆平，按之心下坚者，急下之，宜大承气汤。（第十七37）

【语译】 阳明热结重证的表现是下利，寸关尺三部脉与阳明热结旁流证相平行一致，按压心下部坚硬，其治当急急攻下，可选用大承气汤。

【注释】

下利：下利清水且无粪便。病变证机是邪热太甚，逼迫津液从旁而下。

三部脉皆平：三部，寸关尺三部脉；平，非和平之平，而是脉证平行一致。

按之心下坚者：心下，胃脘，腹部。

【原文】 下利，脉迟而滑者，实也，利未欲止，急下之，宜大承气汤。（第十七38）

【语译】 阳明热结旁流证的表现是下利，脉迟而滑，病证虽似阳明寒结证，但病变证机仍属于实热，下利益甚尚未趋于好转，其治当急急攻下，可选用大承气汤。

【注释】

脉迟而滑者：迟，热壅气机；滑，浊气壅滞血脉。

利未欲止：利，热结旁流；欲，趋于；止，停止，好转。

【原文】 下利，脉反滑者，当有所去，下乃愈，宜大承气汤。（第十七39）

【语译】 阳明热结旁流证的表现是下利，脉反而滑，治疗仍当使热结从下而去，使用下法病可向愈，可选用大承气汤。

【注释】

当有所去：当，应当；有，阳明热结旁流证；所，指向，从之；去，泻除，去除。

【原文】 下利已差，至其年月日时复发者，以病不尽故也，当下之，宜大承气汤。（第十七40）

【语译】 阳明热结旁流证的表现是下利症状已止，之后在某年某月某日又有热结旁流，这是原来没有彻底治疗的缘故，其治当攻下，可选用大承气汤。

【注释】

下利已差：下利，下利症状；已差，症状解除，但病变证机尚未彻底消除。

至其年月日时复发者：至，之后；年月日时，时间长短不等。

以病不尽故也：以，因为；病，病变证机；不尽，症状解除而病变证机仍在。治病不是针对症状表现，而是针对病变证机。

【原文】 下利，谵语者，有燥屎也，宜小承气汤。（第十七41）

【语译】 厥阴病与阳明病相兼，以阳明热结旁流、谵语为主，病变证机是邪热与糟粕相结，其治可选用小承气汤。

【注释】

下利：利下清水臭秽且无粪便。

有燥屎也：燥屎，乃邪热与糟粕阻结。

【原文】 下利，便脓血者，桃花汤主之。（第十七42）

【语译】 下利，大便中夹脓血，其治可选用桃花汤。

【注释】

便脓血：大便中夹脓血，病变证机是阳虚不能固摄。

桃花汤：既能辨治阳虚便脓血证，又能辨治阳虚滑脱不禁证。

【方药】 桃花汤

赤石脂一半全用，一半筛末，一斤（48g）　干姜一两（3g）
粳米一升（24g）

上三味，以水七升，煮米令熟，去滓。温服七合，内赤石脂末方寸匕，日三服。若一服愈，余勿服。

【药解】 方中重用赤石脂温涩固脱以止利。干姜温达中气以下填于肾。粳米补后天以益先天。

【药理】 具有抑制腺体分泌，抑制胃肠道蠕动，抗溃疡，调节心律，调节中枢神经，调节内分泌，增强机体免疫功能，消炎等作用。

【原文】 热利，下重者，白头翁汤主之。（第十七43）

【语译】 肝热下利证的病证表现是下利，里急后重，或肛门重着下坠，其治可选用白头翁汤。

【注释】

热利：病变是邪热下迫下注。病以肛门灼热，身热为主。

下重：下，肛门；重，重着，黏滞，排便不畅。

【方药】 白头翁汤

白头翁二两（6g） 黄柏三两（9g） 黄连三两（9g） 秦皮三两（9g）

上四味，以水七升，煮取二升，去滓。温服一升，不愈，更服一升。

【药解】 方中白头翁清热解毒，凉血止利。黄连、黄柏清热燥湿，解毒止利，厚肠胃泄浊气。秦皮收涩固涩，清热解毒止利。

【药理】 具有解热，消炎，抗霉菌，抗滴虫，抗病毒，增强机体免疫功能，调节周围神经，调节胃肠道平滑肌蠕动，保护胃肠黏膜，抗溃疡等作用。

【原文】 下利后，更烦，按之心下濡者，为虚烦也，宜栀子豉汤。（第十七44）

【语译】 厥阴肝热证与阳明热郁证相兼，下利后，又有胸胁脘腹烦闷，按压胃脘部柔软，病变证机是无形邪热，其治可选用栀子豉汤。

【注释】

下利后：原有下利，经治疗后，下利病证解除。

更烦：更，又有；烦，胸胁烦热，脘腹烦闷。

按之心下濡者：心下，脘腹；濡，柔软。

为虚烦：虚，无形之热；烦，热也。

【原文】 下利清谷，里寒外热，汗出而厥者，通脉四逆汤主之。（第十七45）

【语译】 下利夹杂不消化食物，病变证机在里是阳虚阴寒，在外是阳气浮越假热，汗出，手足厥冷，其治可选用通脉四逆汤。

【注释】

下利清谷：清谷，大便中夹杂有不消化食物。

里寒外热：里寒，病变证机与病证表现是阳虚寒证；外热，即症状表现是假热。

汗出而厥者：厥，手足厥冷，神志昏厥。

【原文】 下利，肺痛，紫参汤主之。（第十七46）

【语译】 病是夹杂性病变，既有热毒下利证又有肺热胸痛证，其治可选用紫参汤。

【注释】

下利：根据紫参汤中用药，下利的病变证机是热毒下迫下注。

肺痛：肺，胸也，亦即胸痛。病变证机是郁热蕴结，壅滞气机。

紫参汤：既可辨治热毒下利证，又可辨治肺热胸痛证。

【方药】 紫参汤

紫参半斤（24g） 甘草三两（9g）

上二味，以水五升，先煮紫参，取二升，内甘草，煮取一升半。分温三服。

【药解】 方中紫参清热解毒，凉血散结，止利除湿。甘草清热解毒，益气和中，缓急止痛。

【药理】 具有抗菌，抗炎，抗过敏，解热，抗病毒，调节胃肠蠕动，解除胃肠道和支气管平滑肌痉挛，抗心律失常，增强机体免疫功能，调节支气管腺体分泌，调节内分泌等作用。

【原文】 气利，诃梨勒散主之。（第十七47）

【语译】 病人气从脘腹而下注下泄，其治可选用诃梨勒散。

【注释】

气利：利下不是大便而是腹中转气下泄，或利下大便中伴有矢气。

【方药】 诃梨勒散

诃梨勒煨，十枚（10g）

上一味，为散，粥饮和，顿服。

【药解】 方中诃梨勒顾护胃气，收敛中气，止泄止利，善治胃气下泄证。

【药理】 具有抗菌，抗病毒，解除胃肠道平滑肌痉挛，调节胃肠神经，抗氧化，调节胃肠道平滑肌蠕动，保护胃肠黏膜，抗溃疡等作用。

第十八章
疮痈肠痈浸淫病脉证并治第十八

【原文】 诸浮数脉，应当发热，而反洒淅恶寒，若有痛处，当发其痈。（第十八1）

【语译】 诸多病证可有脉浮数，应有发热，且有寒战怕冷，假如身体筋脉肌肉某部位有疼痛，则可能演变为痈肿。

【注释】

诸浮数脉：诸，多数，多种；浮数脉，多主太阳病，但未必尽是太阳病。

应当发热：应当，应有。

而反洒淅恶寒：而反，且有；洒淅，寒战。

若有痛处：处，部位；痛处，疼痛有固定部位。

当发其痈：当，可能；发，演变；痈，痈疡。

【原文】 师曰：诸痈肿，欲知有脓无脓，以手掩肿上，热者为有脓，不热者为无脓。（第十八2）

【语译】 老师说：诸多痈肿病证，欲辨清病变有脓无脓，可用手轻轻按压痈肿上，如果痈肿局部发热者为有脓，未有发热者为无脓。

【注释】

诸痈肿：诸，多也；痈，红肿热痛。

欲知有脓无脓：欲，想也；知，辨清；有脓，痈肿化为脓；无脓，痈肿未化为脓。

以手掩肿上：以，用也；掩，轻轻按压。

热者为有脓：热，痈肿局部有发热。

【原文】　肠痈之为病，其身甲错，腹皮急，按之濡如肿状，腹无积聚，身无热，脉数，此为肠内有痈脓，薏苡附子败酱散主之。（第十八3）

【语译】　肠痈病的表现是病人身体肌肤粗糙不荣，右少腹肌肉拘急，用手按压病变部位柔软且似囊肿状物，腹中没有积聚，身体也没有发热，脉数，这是肠内有痈脓的缘故，其治可选用薏苡附子败酱散。

【注释】

肠痈之为病：肠痈，肠中有痈肿，亦即似阑尾炎；病，病证表现。

其身甲错：其，病人；身，身体肌肤；甲错，肌肤枯皱粗糙。

腹皮急：腹，右少腹；皮，肌肤；急，拘急。

按之濡如肿状：之，右少腹；濡，柔软；如，像也，似也；肿状，囊肿状物。

腹无积聚：腹中虽有囊肿状物，但不是腹中积聚，应与腹中积聚相鉴别。

身无热：身体没有发热症状。

【方药】 薏苡附子败酱散

薏苡仁十分（30g） 附子二分（6g） 败酱五分（15g）

上三味，杵为末，取方寸匕，以水二升，煎减半，顿服，小便当下。

【药解】 方中薏苡仁消肿毒，利血气，祛湿邪，排痈脓。附子温通阳气，散寒破滞，通达经气。败酱草排脓破血消痈，祛瘀止痛。

【药理】 具有调节胃肠蠕动，强心，改善微循环，对心脑血管双向调节，增强机体免疫功能，抗心脑缺氧，抗炎，抗过敏，抗病毒，抗菌等作用。

【原文】 肠痈者，少腹肿痞，按之即痛如淋，小便自调，时时发热，自汗出，复恶寒，其脉迟紧者，脓未成，可下之，当有血；脉洪数者，脓已成，不可下也；大黄牡丹汤主之。（第十八4）

【语译】 肠痈瘀热证的表现是少腹肿胀痞结，按之疼痛似小便热涩刺痛，小便无异常变化，时有发热，自汗出，又恶寒，其脉迟紧者，尚未成痈脓，其治可用下法，病变证机是瘀热；脉洪数者，痈脓已成，其治不可用下法；肠痈瘀热证脓未成者，其治可选用大黄牡丹汤。

【注释】

肠痈者：指肠痈瘀热证。

少腹肿痞：少腹，右少腹；肿，囊肿状物；痞，痞塞不通。

按之即痛如淋：如，像也，似也；淋，小便热涩刺痛。

小便自调：病变在肠不在膀胱，小便正常。

时时发热：正气奋起抗邪则发热，故时有发热。

自汗出：里热迫津外泄。

复恶寒：阳气被瘀热阻滞而不能外达。

脓未成：瘀热蕴结而尚未化脓。

当有血：当，应有；有，是也；血，血与热结而为瘀热。

脉洪数者：热盛迫血动血。

不可下也：不能用下法，可用清热解毒凉血类方药。

【方药】 大黄牡丹汤

大黄四两（12 g） 牡丹一两（3 g） 桃仁五十个（8.5 g） 瓜子半升（12 g） 芒硝三合（8 g）

上五味，以水六升，煮取一升，去滓。内芒硝，再煎沸，顿服之，有脓当下；如无脓，当下血。

【药解】 方中大黄、芒硝，清泻热毒郁结，攻逐瘀腐痈肿。牡丹散血中郁热，泻血中瘀血。桃仁破血散瘀，下瘀生新。瓜子清利大肠，排脓解毒，散瘀结，泻浊物。

【药理】 具有增强胃肠道蠕动，改善微循环，对血管双向调节，增强机体免疫功能，抗心脑缺氧，消炎，抗病毒，抗过敏，抗病原微生物等作用。

【原文】 问曰：寸口脉浮微而涩，法当亡血，若汗出，设不汗者云何？答曰：若身有疮，被刀斧所伤，亡血故也。
（第十八5）

【语译】 学生问：寸部脉浮微而涩，根据病证表现应是血虚，血虚常常伴有汗出，假如病人没有汗出这又是为什么呢？老师说：假如身体有疮疡，被刀斧所伤，这是伤科引起血的病变。

【注释】

法当亡血：法，根据病证表现；当，应有；亡血，伤血。

若汗出：若，假如伴有。

设不汗者云何：设，假如；不汗，没有汗出；云，叫作；何，什么。

若身有疮：疮，痈疡，疮疡，亦即伤科病变。

被刀斧所伤：刀斧所伤，金属类器械所伤。

亡血故也：亡血，伤血，应与血虚相鉴别。

【原文】 病金疮，王不留行散主之。（第十八6）

【语译】 伤科及疮疡是由刀刃所伤，其治可选用王不留行散。

【注释】

金疮：刀剑等金属器械造成的伤口。

【方药】 王不留行散

王不留行八月八采，十分（30g）　　蒴藋细叶七月七采，十分（30g）　桑东南根白皮三月三采，十分（30g）　甘草十八分（54g）　川椒除目及闭口，去汗，三分（9g）　黄芩二分（6g）　干姜二分（6g）　厚朴二分（6g）　芍药二分（6g）

上九味，桑根皮以上三味烧灰存性，勿令灰过；各别杵筛，合治之，为散，服方寸匕。小疮即粉之，大疮但服之，产后亦可服。如风寒，桑根勿取之。前三物皆阴干百日。

【药解】 方中王不留行宣通血脉，活血化瘀，通达经气，消除肿痛，通畅脉络。蒴藋细叶活血化瘀，消肿痛，通经理血，疗瘀伤，散瘀散结，下恶血。桑东南根白皮主伤中脉绝，主金伤。黄芩凉血和阴，清热止血。干姜温通血脉。芍药通络养血。川椒温运血脉，通阳化瘀。厚朴下气理气。甘草益气和中。

【药理】 具有促进骨折愈合，促进骨质代谢，调节肌肉神经，增加血流量，保护心脑血管，抑制血小板聚集，抑制血栓形成，降血压，降血脂，改善微循环，抗纤维化，抗硬化，抗增生，抗肿瘤，抗心脑缺氧，抗心肌缺血，镇痛，镇静，抗惊厥，解热，消炎，抗真菌等作用。

【原文】 浸淫疮，从口流向四肢者，可治；从四肢流来入口者，不可治。（第十八7）

【语译】疮疡类疾病，毒邪从内脏向肌表透发者，这些疾病就比较容易治疗；毒邪从肌表向里浸淫肆虐者，这些疾病的治疗就比较难。

【注释】

浸淫疮：疮疡类疾病。

从口流向四肢者：口，病变在里；流向，透散，透发；四肢，肌表。

从四肢流来入口者：流来，浸淫肆虐。亦即从肌表侵犯脏腑。

【原文】 浸淫疮，黄连粉主之。（第十八8）

【语译】 毒热浸淫肌肤之疮疡，其治可选用黄连粉方。

【注释】

浸淫疮：疮疡类疾病。

【方药】 黄连粉

黄连十两（30 g）（注：方药用量乃编者所加，仲景原方

无剂量）

上一味，研末为散，和水内服二两半。亦可外用涂患处，剂量斟酌用之。（注：方药用量乃编者所加，仲景原方无剂量。）

【药解】 方中黄连清心泻热，燥湿解毒，善于治疗毒热在肌肤营卫脏腑。

【药理】 具有抗菌，抗病毒，抗过敏，调节水、电解质代谢，解热，降血糖，降血脂，抗氧化，降血压，对心脏功能所处状态双向调节，对血小板双向调节，抗胃溃疡，利胆，抗心脑缺氧，增强机体免疫功能等作用。

【方药】 排脓散（第十八9）

枳实十六枚（16 g）　芍药六分（18 g）　桔梗二分（6 g）

上三味，杵为散，取鸡子黄一枚，以药散与鸡黄相等，揉和令相得，饮和服之，日一服。

【药解】 方中枳实苦寒清热，理气调血，消痈排脓。芍药泻血中瘀热，祛瘀而生新。桔梗宣达气机。鸡子黄顾护胃气而和中气。

【药理】 具有调节胃肠道平滑肌蠕动，保护胃肠黏膜，调节消化酶的分泌，调节胃肠神经功能，促进新陈代谢，抗胃溃疡，抗氧化，增强机体免疫功能，降血脂，抗抑郁，抗病毒，消炎等作用。

【方药】 排脓汤（第十八10）

甘草二两（6g）　桔梗三两（9g）　生姜一两（3g）　大枣
十枚

上四味，以水三升，煮取一升。温服五合。日再服。

【药解】　方中甘草解毒排脓，益气扶正。生姜温胃散寒。桔梗排胃中痈脓。大枣、甘草，益气和中。

【药理】　具有调节胃肠道平滑肌蠕动，保护胃肠黏膜，调节消化酶的分泌，调节胃肠神经功能，促进新陈代谢，解除支气管平滑肌痉挛，抗胃溃疡，抗氧化，抗心肌缺血，增强机体免疫功能，降血脂，抗病毒，消炎等作用。

第十九章
跌蹶手指臂肿转筋阴狐疝蚘虫病脉证治第十九

【原文】 师曰：病跌蹶，其人但能前，不能却，刺腨入二寸，此太阳经伤也。（第十九1）

【语译】 老师说：病人足背僵硬，行动不便，仅能向前走，不能向后退，这是小腿肚损伤（二寸左右）的缘故，这属于太阳经筋损伤证。

【注释】

病跌蹶：病，病人；跌，足背；蹶，跌倒，损伤，活动不便。

其人但能前：但，仅仅；前，向前行。

不能却：却，向后退。

刺腨入二寸：刺，损伤；腨，小腿肚；二寸，约略之辞，亦即描述损伤部位之大小。

此太阳经伤也：经，经筋；伤，外伤。

【原文】 病人常以手指臂肿动，此人身体瞤瞤者，藜芦甘草汤主之。（第十九2）

【语译】 病人经常有手指臂肿胀颤动，并有身体筋脉肌肉蠕动震颤，其治可选用藜芦甘草汤。

【注释】

病人常以手指臂肿动：肿，肿胀；动，颤动，颤抖。病变证机是风痰走窜经脉，筋脉被风痰所浸淫。

此人身体瞤瞤者：风痰肆虐经脉，走窜上下。

藜芦甘草汤：辨治一切风痰内扰外淫的重要基础方。

【方药】 藜芦甘草汤

藜芦3g　甘草6g（注：藜芦甘草汤原方用药阙如，现根据方名用药略作分析。）

以水三升，煮取一升五合，分二服，温服之。（仲景原方无用量及用法）

【药解】 方中藜芦涌吐风痰，甘草益气和中，二者相互为用，以奏其功。

【药理】 具有调节中枢神经和周围神经，调节脑细胞活动，调节心肺肝肾功能，调节代谢，调节内分泌，降血压，降血脂，消炎，抗过敏，镇痛，抗疲劳，抗肿瘤，抗基因突变，解除平滑肌和骨骼肌痉挛，增强机体免疫功能等作用。

【原文】 转筋之为病，其人臂脚直，脉上下行微弦，转筋入腹者，鸡屎白散主之。（第十九3）

【语译】 筋脉抽搐挛急的表现是肩臂、脚趾、小腿僵硬不柔和，寸关尺三部脉略微弦，肢体筋脉抽搐僵硬且牵引至少腹，其治可选用鸡屎白散。

【注释】

转筋之为病：转筋，筋脉抽搐挛急；为，患病。

其人臂脚直：臂，肩臂；脚，脚趾及小腿；直，僵硬，不柔和。

脉上下行微弦：上下，寸关尺；行，脉搏；微，轻微，略微。

转筋入腹者：入，牵引。筋脉抽搐挛急牵引至少腹。

【方药】 鸡屎白散

鸡屎白

上一味，为散，取方寸匕，以水六合，和，温服。

【药解】 方中鸡屎白泄热以存阴，益阴以和脉，和脉而缓急，利小便以祛湿，湿去则筋脉柔和，以达益阴清热，化湿缓急。

【药理】 具有解除平滑肌及骨骼肌痉挛，调节中枢神经和内分泌，增强机体免疫功能，抗惊厥，抗消炎等作用。

【原文】 阴狐疝气者，偏有大小，时时上下，蜘蛛散主之。（第十九4）

【语译】 阴囊疝气，时大时小，时有时无，其治可选用蜘蛛散。

【注释】

阴狐疝气：狐，狡猾，隐藏，引申为病证变化不定；疝气，腹股沟斜疝，亦即阴囊疝气。

偏有大小：偏，偏于一侧；大小，大小形态不固定。

时时上下：上，引申为没有疝气；下，引申为有疝气。

蜘蛛散：既可辨治肝寒狐疝证，又可辨治肝经寒滞且无疝气者。

【方药】 蜘蛛散

蜘蛛熬焦，十四枚　桂枝半两（1.5g）

上二味，为散，取八分一匕，饮和服。日再服，蜜丸亦可。

【药解】 方中蜘蛛破除结滞，疏通经气，通达阳气，以疗狐疝。桂枝散肝寒，制阴狐（即阴囊收缩），通筋脉。

【药理】 具有强心，改善微循环，增强机体免疫功能，调节周围神经，止痛，镇静，抗炎，抗过敏等作用。

【原文】 问曰：病腹痛有虫，其脉何以别之？师曰：腹中痛，其脉当沉若弦，反洪大，故有蛔虫。（第十九5）

【语译】 学生问：病人腹痛有虫，辨别脉象有哪些特征？老师说：腹中疼痛，其脉应沉或弦，脉反而洪大，这是蛔虫内扰的缘故。

【注释】

病腹痛有虫：虫邪所致腹痛。

其脉何以别之：何以，哪些；别，辨别。

其脉当沉若弦：若，或也。病人脉既可能是沉弦，又可能是沉或弦。

反洪大：病有蛔虫之脉在特定的情况下，可见洪大脉。病变证机是虫邪内扰，气血逆扰。

【原文】 蚘虫之为病，令人吐涎，心痛，发作有时，毒药不止，甘草粉蜜汤主之。（第十九6）

【语译】 蛔虫致病的病证表现是常常使人呕吐涎沫，心胃脘腹疼痛，时发时止，非用毒性的药物则不能达到预期治疗目的，其治可选用甘草粉蜜汤。

【注释】

蚘虫之为病：蚘虫，即蛔虫；病，病证表现。

令人吐涎：令，使也；吐涎，呕吐痰涎。

心痛：包括脘腹疼痛。

毒药不止：治疗虫证不用毒性药物，则不能达到预期治疗目的。

【方药】 甘草粉蜜汤

甘草二两（6g）　粉一两（3g）　蜜四两（12g）

上三味，以水三升，先煮甘草，取二升，去滓。内粉、蜜，搅令和，煎如薄粥。温服一升，差即止。

【药解】 方中甘草缓急止痛，诱虫以食。粉即铅粉，杀诸虫止痛。蜜甘缓益中，与甘草相用，使虫得甘而食。铅粉与甘草、蜜相用，甘草、蜜诱虫，铅粉杀虫。

【药理】 具有驱杀寄生虫，降血压，扩张冠状动脉，降血糖，促进创伤愈合，调节中枢神经和周围神经，降血脂，抗动脉粥样硬化，解除胃肠道及支气管平滑肌痉挛，抗过敏，抗病毒，抗肿瘤，抗真菌等作用。

【原文】 蚘厥者，当吐蚘，今病者静而复时烦者，此为脏寒。蚘上入膈，故烦，须臾复止，得食而呕，又烦者，蚘闻食臭出，其人常自吐蚘。

蚘厥者，乌梅丸主之；又主久利。（第十九7）

【语译】 蛔厥证的表现，病人可有吐蛔，当前病人表现是时而安静时而烦躁，这是脾胃有寒。蛔虫内扰上逆膈间（胆道），所以烦躁，在较短时间内又趋于缓解，饮食后可有呕吐、烦躁，病变证机是蛔因食而动，所以病人可有吐蛔或呕吐。蛔厥者，其治可选用乌梅丸；并且能辨治寒热夹杂之久利。

【注释】

蚘厥者：蛔虫引起的手足厥冷或神志昏厥。

当吐蚘：当，可有；吐蚘，蚘内扰而上逆。

今病者静而复时烦：今，目前，当前；静，症状表现趋于缓解，亦即安静；复，又也；烦，烦躁，发作。

此为脏寒：脏，脾胃，肠胃；寒，阴寒内盛。

蚘上入膈：上，逆行；入，窜行；膈，膈下，即胆道。

须臾复止：须臾，时间较短；复，又也；止，症状表现趋于缓解。

得食而呕：得食，饮食。

又烦者：又，再次；烦，烦躁，发作。

又主久利：又，还也；主，治也；久利，寒热夹杂之久利。

【方药】 乌梅丸

乌梅三百枚（500 g）　黄连十六两（48 g）　细辛六两（18 g）　干姜十两（30 g）　当归四两（12 g）　黄柏六两（18 g）　桂枝去皮，六两（18 g）　人参六两（18 g）　附子炮，去皮，六两（18 g）　蜀椒出汗，四两（12 g）

上十味，异捣筛，合治之，以苦酒渍乌梅一宿，去核，蒸之五斗米下，饭熟捣成泥，和药令相得，内臼中，与蜜，杵二千下。丸如梧桐子大。先食饮，服十丸，日三服。稍加至二十丸，禁生冷、滑物、食臭等。

【药解】 柯琴于《伤寒来苏集》中说："蚘得酸则静，得辛则伏，得苦则下。"方中重用乌梅，加苦酒之酸以安蚘。黄连、黄柏苦能下蚘。蜀椒、细辛、附子、干姜、桂枝之辛，辛能伏蛔。人参、当归之甘，蛔得甘则动，动则蛔退出于膈。蜜甘缓而诱蛔以食药，并能调和诸药。

方中乌梅泻肝之热，收肝之逆气。黄连、黄柏，清泄内热。人参、当归，益气补血。附子、细辛、干姜、桂枝、蜀椒，通达阳气，使邪热有泄路。

【药理】 具有麻醉蛔虫，保肝，促进胆汁分泌，调节胃肠神经功能，调节胃肠道平滑肌蠕动，保护胃肠黏膜，抗溃疡，抗疲劳，抗心脑缺氧，增强机体免疫功能，抗氧化，抗自由基，抗心肌缺血，消炎等作用。

第二十章
妇人妊娠病脉证并治第二十

【原文】 师曰：妇人得平脉，阴脉小弱，其人渴，不能食，无寒热，名妊娠，桂枝汤主之。于法六十日当有此证，设有医治逆者，却一月加吐下者，则绝之。（第二十1）

【语译】 老师说：妇人妊娠脉象与正常一样，只是尺部脉略微弱，口渴，不能饮食，没有寒热症状，这叫作妊娠恶阻，其治可选用桂枝汤。根据发病规律可在六十日以内出现这些病证，假如是医生用药错误，到一个月反而又加剧呕吐或下利，必须绝对禁止使用桂枝汤。

【注释】

妇人得平脉：得，出现；平脉，妊娠期间脉没有发生异常变化，如正常妊娠脉象一样，或是妊娠期间脉出现滑为正常脉。

阴脉小弱：阴，尺部脉；小，略微。即尺部脉略微弱。

其人渴：病变证机是脾胃虚弱，阴津生成不足。

无寒热：无，没有。妊娠期间有类似太阳病表现，应与太阳病相鉴别。

名妊娠：妊娠，即妊娠恶阻。

于法六十日当有此证：于，在也；法，根据；六十日，六十日以内；此证，妊娠恶阻证。

设有医治逆者：设，假如；医，医生；治逆，用药错误。

则绝之：绝，禁用；之，桂枝汤。即用桂枝汤而加剧呕吐，又增下利，必须停止用药。

桂枝汤：妊娠恶阻的病变证机符合桂枝汤方证，用之必有良好治疗效果；若病变证机不符合桂枝汤方证，用之则会加剧病证。

【原文】 妇人宿有癥病，经断未及三月，而得漏下不止，胎动在脐上者，为癥痼害；妊娠六月动者，前三月经水利时，胎也；下血者，后断三月衃也，所以血不止者，其癥不去故也，当下其癥，桂枝茯苓丸主之。（第二十2）

【语译】 女子素有癥积病，月经停止还不到三个月，且淋漓漏下不尽，在脐部有胎动的感觉，这是癥积日久所致的疾病；妊娠六月有胎动者，前三个月月经正常来潮，这是妇人怀孕受胎；妊娠出血，是在怀孕之后月经停止三个月，病变证机是久有瘀血，所以经血漏下不尽，究其原因是素有癥积不去，其治当通下癥积，可选用桂枝茯苓丸。

【注释】

妇人宿有癥病：宿，素也；癥，血积不行。

经断未及三月：经，月经；断，停止，非断绝之断；未及，不足；三月，三个月。

而得漏下不止：而，且也；得，出现；漏，月经淋漓不尽。

胎动在脐上：胎动，有类似胎动的感觉。

为癥痼害：痼，原来就有癥积；害，疾病。

妊娠六月动者：六月，六个月；动，胎动。

前三月经水利时：前，胎动之前；三月，三个月；经水，月经；利，月经正常来潮。

胎也：这是妇人怀孕受胎。

下血者：前阴出血。

后断三月衃也：后，怀孕之后；断，月经停止；衃，瘀血阻滞。

其癥不去故也：其，这；癥，癥积；不去，留结。

当下其癥：治当通下癥积。

桂枝茯苓丸：既可辨治妇科癥积证，又可辨治内科杂病癥积证。

【方药】 桂枝茯苓丸

桂枝　茯苓　牡丹去心　芍药　桃仁去皮尖，熬，各等分（各12 g）

上五味，末之，炼蜜和丸，如兔屎大，每日食前服一丸。不知，加至三丸。

【药解】 方中桂枝温通经脉，化瘀行滞，消散癥块。茯苓利水消痰化结，渗湿降泄。桃仁破血化瘀，消癥攻坚，调畅血脉。牡丹皮散血行瘀，清退伏热。芍药养血活血，入络破血行瘀。

【药理】 具有对子宫内膜双向调节，抑制子宫内膜异位发生，对腺体双向调节，增加血流量，保护心脑血管，抑制血小板聚集，抑制血栓形成，降血压，降血脂，改善微循环，抗组织纤维化，抗肝硬化，抗增生，抗肿瘤，抗心脑缺氧，抗心肌缺血，镇痛，镇静，抗惊厥，解热，消炎，抗病毒等作用。

【原文】 妇人怀娠六七月，脉弦，发热，其胎愈胀，腹痛，恶寒者，少腹如扇。所以然者，子脏开故也，当以附子汤温其脏。（第二十3）

【语译】 女子妊娠六七个月，脉弦，发热，自觉胎儿益愈胀大，腹痛，恶寒，少腹冷如扇子扇冷风一样。之所以有这样的病证，是因为子宫内脏虚弱，寒邪侵袭肆虐，其治可选用附子汤温养子宫。

【注释】

妇人怀娠六七月：怀娠，怀孕；六七月，六七个月。

脉弦：病变证机是寒气郁遏经脉，血气不利。

发热：是症状表现而不是热证，病变证机是正邪斗争。

其胎愈胀：胎，胎儿；愈，益也；胀，胀大。

少腹如扇：扇，扇子，亦即扇子扇冷风。病变证机是寒气不仅肆虐于内，更充斥于外。

子脏开故也：子脏，子宫；开，放开，引申为虚弱不固；故，缘由。

【原文】 师曰：妇人有漏下者，有半产后因续下血都不绝者，有妊娠下血者，假令妊娠腹中痛，为胞阻，胶艾汤主之。（第二十4）

【语译】 老师说：女子有漏下不止者，有不完全流产后随之有持续下血不能完全自止，有妊娠出血者，假如病是妊娠腹中疼痛，这叫作妊娠胞阻，其治可选用胶艾汤。

【注释】

妇人有漏下者：漏，女子月经淋漓漏下不止。

有半产后因续下血都不绝者：半，不完全；因，随之；续，持续；都，完全；绝，停止。

有妊娠下血者：下血，出血，应与妊娠激经出血相鉴别。

假令妊娠腹中痛：假令，假如；腹中痛，病变证机是血虚不能滋养脉络，经脉不得所养而挛急。

为胞阻：胞，子宫，胞宫；阻，因血虚滞涩而干阻。病变证机是血虚而不能养胎，经气不和，脉气滞涩，胎气失养，经脉拘急。

胶艾汤：既可辨治妇科血虚出血证，又可辨治内科血虚出血证。

【方药】 胶艾汤

川芎　阿胶　甘草各二两（6g）　艾叶　当归各三两（9g）芍药四两（12g）　干地黄六两（18g）

上七味，以水五升，清酒三升，合煮取三升，去滓，内胶，令消尽。温服一升，日三服。不差，更作。

【药解】 方中阿胶补血养阴，润燥止血。艾叶温经止血，调经散寒，安胎。干地黄滋阴养血。当归补血养血，调经理血。芍药养血敛阴。川芎活血行气，和畅气血，通畅经脉。甘草益气生血，摄血止血。

【药理】 具有增强机体免疫功能，促进造血功能，对血小板双向调节，抗自由基损伤，抗衰老，抗疲劳，改善子宫内膜，促进排卵，调节中枢神经，调节内分泌，调节代谢等作用。

【原文】 妇人怀妊，腹中疠痛，当归芍药散主之。（第二十5）

【语译】 女子怀孕，腹中剧烈疼痛，痛苦不堪，其治可选用当归芍药散。

【注释】

妇人怀妊：怀，孕也；妊，孕也；怀妊，同义词复用。

腹中疞痛：疞痛，疼痛剧烈。病变证机是气血虚弱，不能滋养脉络。

当归芍药散：既是辨治妇科气血虚证的重要代表方，又是辨治内科杂病气血虚证的重要治病方。

【方药】 当归芍药散

当归三两（9g）　芍药一斤（48g）　川芎半斤（24g）　茯苓四两（12g）　白术四两（12g）　泽泻半斤（24g）

上六味，杵为散，取方寸匕，酒。日三服。

【药解】 方中当归养血补肝，活血疏肝。川芎行气理血。芍药补血缓急，养肝泻肝，柔肝疏肝。白术健脾益气，使脾气不为肝气所乘。茯苓健脾益气渗湿。泽泻渗利水湿。

【药理】 具有改善微循环，促进造血功能，调节心律，调节中枢神经，调节内分泌，调节子宫内膜，促进排卵，增强机体免疫功能，解除平滑肌痉挛，抗惊厥等作用。

【原文】 妊娠呕吐不止，干姜人参半夏丸主之。（第二十6）

【语译】 妊娠呕吐剧烈，且不能自止，其治可选用干姜人参半夏丸。

【注释】

妊娠呕吐不止：病变证机是脾胃虚弱，寒饮内生，侵扰胃气，浊气上逆。

干姜人参半夏丸：半夏虽为妊娠慎用药，但绝非禁用药，根据病证表现非用半夏才能达到治疗目的，用之常常能取得预期治疗效果。

【方药】 干姜人参半夏丸

干姜　人参各一两（3g）　　半夏二两（6g）

上三味，末之，以生姜汁糊为丸，如梧子大，饮服十丸，日三服。

【药解】 方中干姜散寒温暖脾胃。人参补益脾胃。半夏醒脾胃，调气机，降浊逆，止呕呃。生姜汁温胃散寒化饮，降逆和中。

【药理】 具有调节消化酶的分泌，调节胃肠道平滑肌蠕动，保护胃肠黏膜，调节呼吸中枢，改善肺肾功能，调节支气管腺体分泌，解除支气管平滑肌痉挛，促进新陈代谢，抗胃溃疡，抗氧化，抗心肌缺血，增强机体免疫功能，降血脂等作用。

【原文】 妊娠小便难，饮食如故，当归贝母苦参丸主之。（第二十7）

【语译】 妊娠小便不利，饮食尚未发生明显变化，其治可选用当归贝母苦参丸。

【注释】

妊娠小便难：妊娠小便少，或小便不利，或小便涩痛。病变证机是湿热蕴结，气机壅滞，气不化水，血虚滞涩。

饮食如故：妊娠小便难的病变证机尚未影响脾胃，饮食正常。

【方药】 当归贝母苦参丸

当归 贝母 苦参各四两（12g）

上三味，末之，炼蜜丸，如小豆大，饮服三丸，加至十丸。

【药解】 方中当归补血养血，活血行血，润燥滋阴。贝母清热开郁散结，降泄湿热。苦参清热燥湿，逐水通小便。

【药理】 具有调节水液代谢，调节内分泌，调节呼吸中枢，调节支气管腺体分泌，解除胃肠道及支气管平滑肌痉挛，改善微循环，降血糖，降血脂，降尿酸，改善肾功能，增强机体免疫功能，抗心脑缺氧，消炎，抗病毒等作用。

【原文】 妊娠有水气，身重，小便不利，洒淅恶寒，起即头眩，葵子茯苓散主之。（第二十8）

【语译】 妊娠的病变证机是水气留结，身体沉重，小便不利，怕冷较重，站立时常有头晕目眩，其治可选用葵子茯苓散。

【注释】

妊娠有水气：水气，水气留结。

身重：病变证机是水气壅滞气机。

小便不利：小便短少，或小便不畅。

洒淅恶寒：洒淅，寒慄，犹如冷水洒到身体上一样。

起即头眩：起，站立，或浊气上逆；头眩，头晕目眩。
病变证机是水气逆于上而蒙清阳。

【方药】 葵子茯苓散

葵子一斤（48g）　茯苓三两（9g）

上二味，杵为散，饮服方寸匕，日三服。小便利则愈。

【药解】 方中葵子走膀胱而通阳，利小便而通窍。茯苓
益气而助气化，渗湿而利小便。

【药理】 具有调节水液代谢，调节内分泌，改善微循
环，降血脂，降尿酸，改善肾功能，增强机体免疫功能，抗
心脑缺氧，消炎，抗病毒，抗过敏等作用。

【原文】 妇人妊娠，宜常服当归散主之。（第二十9）

【语译】 女子怀孕的病变证机是血虚夹热，宜经常服用
当归散调理保健。

【注释】

妇人妊娠：女子怀孕素体以血虚夹郁热为主。

宜常服当归散：宜，适宜；常，经常。即妊娠期间素

体有血虚夹郁热，可经常服用当归散，既能除疾治病，又能预防胎无苦疾。再则，合理选用当归散，无论是用于妊娠保健，还是用于胎疾防治，都大有裨益。

【方药】 当归散

当归一斤（48g） 黄芩一斤（48g） 芍药一斤（48g） 川芎一斤（48g） 白术半斤（24g）

上五味，杵为散，酒饮服方寸匕，日三服。妊娠常服即易产，胎无疾苦。产后百病悉主之。

【药解】 方中当归补血养血荣胎，通达经气，和利血脉。芍药养血敛阴和营。川芎活血行气。白术健脾益气，使气能摄纳以固胎。黄芩清热安胎，善治胎热。

【药理】 具有增强机体免疫功能，促进造血功能，对血小板双向调节，促进子宫内膜血运状态，调节心律，抗自由基损伤，抗衰老，抗疲劳，改善微循环，调节中枢神经，调节腺体分泌，调节代谢，抗过敏等作用。

【原文】 妊娠养胎，白术散主之。（第二十10）

【语译】 女子怀孕素有脾胃寒湿证，应重视保健养胎，其治可选用白术散。

【注释】

妊娠养胎：妊娠，女子怀孕素体脾胃寒湿；养胎，调理脾胃，散寒除湿，可达到养胎保健的目的，更有利于促进胎儿发育与成长。

白术散：既是治病用方，又是养胎用方。

【方药】 白术散

白术四分（12g）　　川芎四分（12g）　　蜀椒去汗，三分（9g）

牡蛎二分（6g）

上四味，杵为散，酒服一钱匕，日三服，夜一服。但苦痛，加芍药；心下毒痛，倍加川芎；心烦吐痛，不能饮食，加细辛一两，半夏大者二十枚。服之后，更以醋浆水服之。若呕，以醋浆水服之；复不解者，小麦汁服之。已后渴者，大麦粥服之。病虽愈，服之勿置。

【药解】 方中白术健脾益气，燥湿和胃。川芎活血行气，下达血海以荣胎。蜀椒温中散寒，通阳止痛。牡蛎收涩固脱。醋浆水开胃降逆，调畅气机。

【药理】 具有对胃肠道蠕动双向调节，解除胃肠道平滑肌痉挛，对子宫平滑肌双向调节，促进子宫血液运行状态，调节腺体分泌，保护胃黏膜，抗氧化，抗心肌缺血，增强机体免疫功能，对中枢神经双向调节，降低胃张力，调节呼吸中枢等作用。

【原文】 妇人伤胎，怀身腹满，不得小便，从腰以下重，如有水气状，怀身七月，太阴当养不养，此心气实，当刺泻劳宫及关元，小便微利则愈。（第二十11）

【语译】 女子怀孕伤胎证的表现，怀孕腹满，小便不利，从腰以下沉重犹如水肿状，怀孕七个月，太阴脾气当养胎但未能养胎，这是心脾之气郁结阻滞，其治可选用针刺劳宫及关元穴，如果小便通利则病为向愈。

【注释】

妇人伤胎：伤胎，胎因脾气失养而伤。

怀身腹满：怀身，怀孕。

不得小便：小便不通利。

从腰以下重，如有水气状：重，沉重；如，犹如；水气，水肿。

怀身七月：七月，七个月。

太阴当养不养：太阴，太阴脾；当养不养，太阴脾气应当滋养于胎但未能滋养于胎。

此心气实：心，心脾；实，郁结阻滞。

当刺泻劳宫及关元：刺，针刺；泻，针刺用泻法。

小便微利则愈：小便微利，小便不利因用药而通利。

第二十一章
妇人产后病脉证治第二十一

【原文】 问曰：新产妇人有三病，一者病痉，二者病郁冒，三者大便难，何谓也？师曰：新产血虚，多汗出，喜中风，故令病痉；亡血，复汗，寒多，故令郁冒；亡津液，胃燥，故大便难。（第二十一1）

【语译】 学生问：女子产后十五天之内有三大病，一是以筋脉挛急为主的痉病，二是以头目昏眩如裹为主的郁冒，三是以大便困难为主，这些是什么原因引起的？老师说：女子产后十五天内有血虚病变，加上经常汗出，很容易感冒，所以有筋脉挛急；出血，又因出汗，加上受凉较重，所以有头目昏眩如裹；损伤津液，肠胃干燥，所以有大便困难。

【注释】

新产妇人有三病：新产，女子以产后十五天之内为新产；三病，三种难治的病。

病痉：病，病证表现；痉，手足抽搐，颈项强直，牙关紧闭等。病变证机或是阴血虚而不能滋养筋脉，或是外邪侵袭肆虐筋脉。

病郁冒：病，病证表现；郁，不通，病以头重如裹为主，或心情抑郁；冒，头昏目眩。郁冒，头目昏眩如裹，或情绪忧郁，病变证机或是阴血虚而不能荣于头，或是外邪侵袭而困扰清阳，或所愿不遂，情绪抑郁。

大便难：难，大便干结而难下。病证表现或是大便少而难，或是大便硬而难，或是大便坚硬如弹丸；病变证机或是阴血虚不能滋润，或是外邪侵袭，与肠中糟粕相结，阻结不通。

新产血虚：血虚，因出血而致血虚。

多汗出：多，经常。气因血虚而虚，气虚不能固摄。

喜中风：喜，容易；中风，感冒。

故令病痉：故，所以；令，导致，引起；病，患病。

亡血：亡，出血损伤。

复汗：复，又也；汗，出汗。

寒多：寒，受凉；多，比较重。

亡津液：亡，损伤；津液，阴津。

胃燥：胃，包括肠。

【原文】 产妇郁冒，其脉微弱，呕不能食，大便反坚，但头汗出。所以然者，血虚而厥，厥而必冒。冒家欲解，必大汗出。以血虚下厥，孤阳上出，故头汗出。所以产妇喜汗出者，亡阴血虚，阳气独盛，故当汗出，阴阳乃复。大便

坚，呕不能食，小柴胡汤主之。（第二十一2）

【语译】　产妇头目昏眩如裹，脉微弱，呕吐不能饮食，大便反而坚硬，仅有头汗出。之所以出现这样的病证，是因为血虚而引起的昏厥，昏厥者必定有头昏目眩。头目昏眩渐渐恢复可向愈，头昏目眩可因大汗出而除。这是因血虚下肢厥冷，阳气独自浮越于上，故仅有头汗出。产妇之所以经常汗出，是因为阴血因损伤而虚，阳气独自偏盛而为热，所以应有汗出，阴阳之气恢复是疾病向愈的重要标志。大便干结，呕吐不能饮食，其治可选用小柴胡汤。

【注释】

产妇郁冒：产，产后，分娩后四十五天以内谓之产后。

大便反坚：产后阴血亏虚而不能滋润。

但头汗出：但，仅有。

血虚而厥：厥，头目昏厥。

厥而必冒：冒，头昏目眩。

冒家欲解：家，日久不愈；欲，渐渐。

必大汗出：邪郁从汗出而解，大汗之后必自止。

以血虚下厥：以，因为；下厥，下肢厥冷。

孤阳上出：阴血亏虚而不涵阳，阳气浮越于上。

所以产妇喜汗出者：喜，经常。

亡阴血虚：亡阴，阴津损伤比较重。

阳气独盛：独，阴不涵阳；盛，阳化为热。

阴阳乃复：阴阳之气恢复是疾病向愈的重要标志。

大便坚：坚，硬也，不通。

【原文】 病解能食，七八日更发热者，此为胃实，大承气汤主之。（第二十一3）

【语译】 热结阳明，病解之后应当能饮食，但于七八日左右又有发热诸证，此病变证机是肠胃邪热内结，其治可选用大承气汤。

【注释】

病解能食：病解，症状表现解除；能食，饮食恢复正常。

七八日更发热者：七八日，约略之辞；更，又也；发热，阳明热结证有诸多阳热症状表现，并不局限于发热。

此为胃实：胃，包括肠；实，邪热内结。

大承气汤：辨治产妇大便难，病变以实证为主，其治可选用大承气汤；若非以实为主，则不能用大承气汤。

【原文】 产后，腹中疠痛，当归生姜羊肉汤主之；并治腹中寒疝，虚劳不足。（第二十一4）

【语译】 女子产后，腹中剧烈疼痛，其治可选用当归生姜羊肉汤；还能辨治腹中寒气凝结，以及虚寒劳伤病变日久不愈者。

【注释】

腹中疠痛：疠，剧烈疼痛。

并治腹中寒疝：并治，还能辨治；腹，包括胃脘；寒疝，寒凝疼痛。

虚劳不足：虚劳，虚寒劳伤病变日久不愈；不足，虚弱性疾病。

【原文】 产后腹痛，烦满不得卧，枳实芍药散主之。（第二十一5）

【语译】 产后腹痛，心胸烦闷，脘腹胀满，卧则烦躁不安，或失眠，其治可选用枳实芍药散。

【注释】

产后腹痛：病变证机是气血郁滞，经气不利，气机不通。

烦满不得卧：烦，心胸烦闷；满，脘腹胀满；不得卧，卧则烦躁不安，或失眠。

【方药】 枳实芍药散

枳实烧令黑，勿太过　芍药等分

上二味，杵为散，服方寸匕，日三服。并主痈脓，以麦粥下之。

【药解】 方中枳实泻肝之逆气，散肝之气郁，清肝之郁热，理肝之血滞。芍药敛阴破血，养血柔肝缓急。大麦粥益脾气，和胃气。

【药理】 具有对心肌双向调节，增强机体免疫功能，抑制平滑肌痉挛，调节心律，改善微循环，调节胃肠道平滑肌蠕动，保护胃肠黏膜，抗溃疡，保肝利胆，抗硬化，调节中枢神经，调节内分泌，调节代谢，抗过敏等作用。

【原文】 师曰：产妇腹痛，法当以枳实芍药散假令不愈者，此为腹中有干血著脐下，宜下瘀血汤主之；亦主经水不利。（第二十一6）

【语译】 老师说：产妇腹痛，其治根据病变证机可选用枳实芍药散；假如未能取得预期治疗效果，这是女子胞宫有瘀血留结在脐下部位，其治可选用下瘀血汤；下瘀血汤还能辨治月经不行即闭经。

【注释】

产妇腹痛：腹痛，病变证机有气血郁滞，亦有瘀血内阻。

法当以枳实芍药散：法，根据病变证机；当，可也；枳实芍药散，是辨治气血郁滞证的重要基础方。

假令不愈者：假令，假如；不愈，没有取得预期治疗效果。

此为腹中有干血著脐下：腹中，女子胞宫；干血，瘀血；著，留结；脐下，病变部位。

下瘀血汤：是辨治瘀血内阻证的重要代表方。

亦主经水不利：主，治疗；经水不利，闭经。

【方药】 下瘀血汤

大黄二两（6g）　　桃仁二十枚（4g）　　䗪虫熬，去足，二十枚

（10g）

上三味，末之，炼蜜和为四丸，以酒一升，煎一丸，取八合，顿服之，新血下如豚肝。

【药解】 方中桃仁破血通经，下瘀血，善治胞中瘀血。大黄活血化瘀，荡涤瘀血。䗪虫破瘀通络，下瘀血，利血气。

【药理】 具有降血压，降血脂，降血糖，改善微循环，保护心血管，抑制血小板聚集，抑制血栓形成，抗纤维化，抗硬化，抗肿瘤，抗突变，抗心脑缺氧，改善心、肝、脾、肾功能，增强机体免疫功能等作用。

【原文】 产后七八日，无太阳证，少腹坚痛，此恶露不尽，不大便，烦躁，发热，切脉微实，再倍发热，日晡时烦躁者，不食，食则谵语，至夜即愈，宜大承气汤主之。热在里，结在膀胱也。（第二十一7）

【语译】 产后七八日左右，虽有类似太阳病但不是太阳病，少腹坚硬疼痛，这是胞中瘀血留结未能完全排出，大便困难，烦躁，诊脉略微实，更有发热加重，日晡左右烦躁加

剧，不能饮食，饮食助热则谵语，至夜间病证趋于缓解，其治可选用大承气汤。邪热结在里者，又可结在膀胱。

【注释】

无太阳证：发热有类似太阳病，但无太阳病审证要点，应与之相鉴别。

少腹坚痛：少腹，包括小腹；坚，坚硬。

此恶露不尽：恶露，产后胞中瘀血浊液经阴道排出体外；不尽，不能完全排出。

切脉微实：切，诊；微，略微；实，实脉。

再倍发热：再，更，又；倍，加重。

食则谵语：食，饮食助热；谵语，包括心烦，急躁，烦乱。病变证机是阳明食积热结，气机不通，浊气上逆，瘀热上冲，逆乱心神。

至夜即愈：至，到；夜，夜间；即，则；愈，病证趋于缓解。

大承气汤：产后病变既有虚又有实，实者可选用大承气汤。

热在里：里，病变部位。

结在膀胱也：结，热结；膀胱，部位概念。

【原文】 *产后风，续之数十日不解，头微痛，恶寒，时时有热，心下闷，干呕，汗出，虽久，阳旦证续在耳，可与*

阳旦汤。（第二十一8）

【语译】 产后感受风寒，连续数十日病证未能解除，头微痛，怕冷，时有发热，心中痞闷，或胃脘痞闷，干呕，汗出，病程虽然较久，但桂枝汤证仍在者，其治可选用桂枝汤。

【注释】

产后风：风，风寒侵袭而为病。

续之数十日不解：续，连续；数十日，病程较久；不解，病证仍在。

心下闷：心下，心中，或胃脘。

虽久：病程较久。

阳旦证续在耳：阳旦证，桂枝汤证之别名；续，仍也。

可与阳旦汤：阳旦汤，桂枝汤。

【原文】 产后，中风，发热，面正赤，喘而头痛，竹叶汤主之。（第二十一9）

【语译】 产后感受风寒，发热，整个面部色泽红赤，气喘，头痛，其治可选用竹叶汤。

【注释】

中风：中，感受，侵袭；风，风寒。

面正赤：面，颜面；正，整个；赤，红赤。

喘而头痛：喘，气喘。

【方药】 竹叶汤

竹叶一把（10g）　葛根三两（9g）　防风　桔梗　桂枝

人参　甘草各一两（3g）　附子炮，一枚（5g）　大枣十五枚

生姜五两（15g）

上十味，以水一斗，煮取二升半，分温三服，温覆使汗

出。颈项强，用大附子一枚，破之如豆大，煎药扬去沫；呕

者，加半夏半斤，洗。

【药解】 方中桂枝解肌散寒，调和营卫。防风祛风散

寒，顾护肌表。附子温达阳气，通达经气。人参益气和中。

竹叶清泻郁热。葛根疏散风邪。生姜解表散寒，温胃和中。

桔梗宣肺利咽。大枣、甘草，益气助卫，益营和阳。

【药理】 具有增强机体免疫功能，改善微循环，调节

汗腺分泌，调节内分泌，抗过敏，解热，消炎，抗病毒等作

用。

【原文】 妇人乳中虚，烦乱，呕逆，安中益气，竹皮大

丸主之。（第二十一—10）

【语译】 女子产后脾胃虚弱证的表现，心烦意乱，呕吐

呃逆，治当调中益气，可选用竹皮大丸。

【注释】

妇人乳中虚：乳，产后，即哺乳期；中，脾胃。

烦乱：烦，心烦；乱，意乱。

呕逆：呕，呕吐；逆，呃逆。

安中益气：安，调理；中，脾胃；益气，补益正气。

【方药】 竹皮大丸

生竹茹二分（6g） 石膏二分（6g） 桂枝一分（3g） 甘草
七分（21g） 白薇一分（3g）

上五味，末之，枣肉和丸如弹子大，以饮服一丸，日三
夜二服。有热者倍白薇，烦喘者加柏实一分。

【药解】 方中竹茹清退阳明胃热，降胃中浊气。石膏清
透胃中郁热。桂枝宣畅胃气，监制竹茹、石膏寒凉伤胃。白
薇清胃热降浊。大枣益气和中。甘草补中益气。

【药理】 具有调节新陈代谢，对平滑肌双向调节，对胃
肠蠕动双向调节，解除支气管平滑肌痉挛，调节腺体分泌，
促进胆汁分泌，促进血液中胆红素迅速排泄，抗胆碱能抑
制，抗自由基，降低心肌收缩力，调节神经，增强机体免疫
功能等作用。

【原文】 产后下利虚极，白头翁加甘草阿胶汤主之。
（第二十一11）

【语译】 产后下利热证的表现，气血虚弱比较明显，其
治可选用白头翁加甘草阿胶汤。

【注释】

产后下利虚极：下利，热毒血利；极，明显；虚极，虚

弱比较明显。

白头翁加甘草阿胶汤：辨治气血虚下利热证，应以热毒为主，气血虚弱为次。

【方药】 白头翁加甘草阿胶汤

白头翁二两（6g） 甘草 阿胶各二两（6g） 柏皮（黄柏）三两（9g） 黄连三两（9g） 秦皮三两（9g）

上六味，以水七升，煮取二升半，内胶令消尽。去滓。分温三服。

【药解】 方中白头翁清肝热，凉肝血，止下利。阿胶养血补血。秦皮清热止利，调畅气机。黄连、黄柏，清热燥湿，厚肠胃而止利。甘草补中益气。

【药理】 具有解热，消炎，抗霉菌，抗滴虫，抗病毒，增强机体免疫功能，调节内分泌，调节周围神经，调节胃肠平滑肌蠕动，保护胃肠黏膜，抗溃疡等作用。

第二十二章
妇人杂病脉证并治第二十二

【原文】 妇人中风，发热，恶寒，经水适来，得之七八日，热除而脉迟，身凉，胸胁下满，如结胸状，谵语者，此为热入血室也，当刺期门，随其实而泻之。（第二十二1）

【语译】 病是内外夹杂性病变，在表是太阳病，在里是热入血室证，病人发热，怕冷，适逢月经来临，太阳病邪乘月经来临而传入已有七八日，发热得解，脉迟，身体凉爽，胸胁及腹痞满，或乳房疼痛，或少腹疼痛，谵语，这是热入血室的病证表现，可针刺期门穴，根据病变证机而采用泻实方法。

【注释】

妇人中风：中，感受外邪；风，阳也，热也；中风，太阳温病证。女子在月经来临之时而感受外邪。

经水适来：感受外邪之时恰好是在月经来临之时，外邪有可传之机。

得之七八日：得之，受邪发病。太阳病邪传入少阳已有七八日。

热除而脉迟：热除，太阳温病证解除；脉迟，以里证为主。

身凉：凉，凉爽之凉，非寒凉之凉。

胸胁下满：胸，心胸；胁，胁肋；下，腹部。

如结胸状：乳房疼痛类似结胸，或经期腹痛类似结胸疼痛。

谵语：病变证机是热在血而上扰心神，或郁热在心。

热入血室：热在女子胞宫而演变为诸多病证表现。

随其实而泻之：根据病变证机是实而采用针刺泻实的方法。

【原文】 妇人伤寒，发热，经水适来，昼日明了，暮则谵语，如见鬼状者，此为热入血室，无犯胃气及上二焦，必自愈。（第二十二2）

【语译】 病是内外夹杂性病变，在表是太阳温病证，在里是热入血室证，病人发热，月经适时来临，白天神志清醒，傍晚谵语，如见鬼神，这是热入血室，确立治疗思路不能损伤胃气及上中二焦，机体正气恢复，病可向愈。

【注释】

妇人伤寒：伤寒，广义"伤寒"，太阳温热之邪。

昼日明了：白天神志正常。

暮则谵语：暮则卫气行于阴血，与热相争，热随血而上扰心神。

如见鬼状者：病变证机是邪热随血脉上扰心神，心神不得守藏而躁动。

无犯胃气及上二焦：热入血室证有类似阳明热证及上焦病证，辨清热入血室既不在胃，也不在上中二焦，所以治疗不能从胃及上中二焦。

必自愈：必，此处为可也；自，机体。

【原文】 妇人中风，七八日续得寒热，发作有时，经水适断者，此为热入血室，其血必结，故使如疟状，发作有时，小柴胡汤主之。（第二十二3）

【语译】 病是内外夹杂性病变，在表是太阳温病证，在里是热入血室证，太阳病邪乘经期适来而传入并加重热入血室，于七八日左右病仍寒热往来，时时发作，月经当行不行，这是热入血室，病变证机是热与血相结，所以其表现类似疟疾，时时发作，其治可选用小柴胡汤。

【注释】

七八日续得寒热：续，持续；得，患病；寒热，怕冷与发热并见，或怕冷与发热交替出现。

发作有时：怕冷与发热时有时无。

经水适断：月经来临因感受外邪而中断。

其血必结：病变证机是热与血相结在血室（胞宫）。

故使如疟状：正气蓄积力量则寒，正气奋起抗邪则热，发热怕冷交替出现如疟疾一样。

小柴胡汤：既是辨治少阳夹杂证的重要治病方，又是辨治热入血室证的重要基础方。

【原文】 阳明病，下血，谵语者，此为热入血室，但头汗出者，刺期门，随其实而泻之，濈然汗出则愈。（第二十二4）

【语译】 阳明出血证的表现，出血，谵语，此病变证机是热入血室，仅有头汗出，其治可选用针刺期门穴，因病变属于实而用泻法，治后汗出连绵不断则病为向愈。

【注释】

阳明病：阳明出血证。

下血：出血的病变部位具有不确定性，或妇科出血，或大便出血，或小便出血。

此为热入血室：血室，病变在血，病变部位具有不确定性。

刺期门：期门与血密切相关，针刺期门穴可泻血中之热。

随其实而泻之：随，因；实，实证。

濈然汗出则愈：濈然，连绵不断。亦即血热因汗而外泄。

【原文】 妇人咽中如有炙脔，半夏厚朴汤主之。（第二十二5）

【语译】 妇人咽中似有烤炙切成小块的肉粘附在咽喉一样，其治可选用半夏厚朴汤。

【注释】

妇人咽中如有炙脔：如，似也；炙，烤炙；脔，切成小块的肉。病变证机是痰阻气郁，经气不利。

【方药】 半夏厚朴汤

半夏一升（24g） 厚朴三两（9g） 茯苓四两（12g） 生姜五两（15g） 干苏叶二两（6g）

上五味，以水七升，煮取四升。分温四服，日三夜一服。

【药解】 方中半夏燥湿化痰，解郁散结，降逆顺气，醒脾和胃。厚朴下气开郁，行气化痰，芳香醒脾。茯苓健脾和胃，渗湿利痰。生姜降逆化湿，和胃化痰。干苏叶疏利气机，畅利咽喉，开郁散结。

【药理】 具有抗过敏，调节腺体分泌，消炎，解除胃肠道及支气管平滑肌痉挛，促进胃肠道蠕动，调节血糖，调节血运状态，抗心脑缺氧，增强机体免疫功能，调节中枢神经与周围神经等作用。

【原文】 妇人脏躁，喜悲伤欲哭，象如神灵所作，数欠伸，甘麦大枣汤主之。（第二十二6）

【语译】 妇人脏躁证的表现，常有悲伤欲哭，犹如鬼怪异物侵扰一样，身体频繁地稍稍向上移动而伸展，其治可选用甘麦大枣汤。

【注释】

妇人脏躁：脏，心也，脾也；躁，躁扰不宁。

喜悲伤欲哭：喜，常常，经常；悲伤，情志受伤；哭，哭笑无常。

象如神灵所作：象，好像；如，犹如；神灵，鬼怪异物；所作，所引起。

数欠伸：数，多次，频繁；欠，呵欠；伸，身体稍稍向上移动而伸展。

【方药】 甘麦大枣汤

甘草三两（9 g）　小麦一升（24 g）　大枣十枚

上三味，以水六升，煮取三升。温分三服，亦补脾气。

【药解】 方中甘草清泻心中郁热，补益心脾，安和精神。小麦补气安神。大枣补心益脾安神。

【药理】 具有提高心肌耗氧量，抗心肌缺血，抗过敏，抗氧化，调节中枢神经，调节心律，增强机体免疫功能，抗衰老，抗溃疡，调节内分泌，抗自由基等作用。

【原文】 妇人吐涎沫，医反下之，心下即痞，当先治其吐涎沫，小青龙汤主之；涎沫止，乃治痞，泻心汤主之。（第二十二7）

【语译】 女子呕吐涎沫，医生未能审明病变证机而反用下法，下后胃脘旋即痞满，根据病证表现应先治呕吐涎沫，可选用小青龙汤；呕吐涎沫止，然后再治胃脘热痞，可选用泻心汤。

【注释】

妇人吐涎沫：妇人，包括男子；吐涎沫，或病变部位在胃，或病变部位在肺。

医反下之：胃脘热痞证虽有类似可下证，其治当清泻而不当泻下，应与之相鉴别。

心下即痞：心下，胃脘；即，立刻，旋即；痞，痞证更甚于前。

当先治其吐涎沫：当，根据病变证机。先治其吐涎沫，病变部位在肺之吐涎沫，应当从肺治。

乃治痞：乃，然后。

【原文】 妇人之病，因虚、积冷、结气，为诸经水断绝，至有历年，血寒积结，胞门寒伤，经络凝坚。

在上呕吐涎唾，久成肺痈，形体损分；在中盘结，绕脐寒疝；或两胁疼痛，与脏相连；或结热中，痛在关元，脉数无疮，肌若鱼鳞，时着男子，非止女身；在下未多，经候不匀，令阴掣痛，少腹恶寒；或引腰脊，下根气街，气冲急痛，膝胫疼烦，奄忽眩冒，状如厥癫；或有忧惨，悲伤多嗔，此皆带下，非有鬼神。

久则羸瘦，脉虚多寒；三十六病，千变万端；审脉阴阳，虚实紧弦；行其针药，治危得安；其虽同病，脉各异源；子当辨记，勿谓不然。（第二十二8）

【语译】　女子月经疾病，有因虚致病，有因寒积冷结，有气结不行，这些都是诸多月经闭止的致病原因，妇科疾病历经多年病史，寒在血而凝结，胞宫因寒而伤，经络凝结闭阻。

月经病可引起在上焦肺之咯吐唾液涎沫，久而久之可演变为肺痈，肺气被损伤；在脾胃是邪气搏结，脐周寒凝腹痛；或两胁疼痛，胁与脏腑关系密切；或邪热结在中焦，疼痛在关元穴部位，脉数，未伴疮疡，肌肤粗糙犹如鱼鳞状，此病可侵袭男子，并不局限于女子；在下焦有月经量少，经行无规律，常有阴部牵掣疼痛，少腹部怕冷；或月经病牵引腰脊疼痛，月经病证亦可连及气街穴周围，气冲穴周围拘急疼痛，下肢疼痛剧烈且烦扰不宁，突然头昏目眩，症状是厥证癫证；或有忧伤凄惨，心情悲伤多怒，这均属于带脉以下的病证，这并不是什么妖魔鬼怪异物所致。

日久不愈，身体消瘦虚弱，脉虚，病变证机大多属于虚寒；妇人三十六病，千变万化；审脉辨阴阳，诊脉有虚实紧弦；治疗有用针用药，可使危重病情得以康复；虽有诸多月经病，诊脉审明病变证机不尽相同。医生应当牢记辨证方法，千万不能认为这些辨证知识不重要。

【注释】

因虚：虚，一切虚弱性疾病。

积冷：积，日久所积；冷，寒气凝结。

结气：结，凝结；结气，气机郁结。

为诸经水断绝：诸，诸多；经水，月经；断绝，月经闭止不行。

至有历年：至，达到；历年，多年。

血寒积结：血寒，寒邪侵袭血脉；积结，寒与血凝结。

胞门寒伤：胞门，子宫；寒伤，寒邪损伤胞宫引起的病证。

经络凝坚：凝，凝结；坚，积聚。

在上呕吐涎唾：上，上焦肺；呕吐，咯吐；涎唾，唾液涎沫。

形体损分：形体，身体，引申为肺气；损分，损伤。

在中盘结：中，中焦脾胃；盘结，邪气相互搏结。

绕脐寒疝：绕脐，脐周；寒疝，脘腹剧烈疼痛。

与脏相连：脏腑之间在生理上相互为用，在病理上相互影响。

或结热中：结，相互搏结；中，中焦脾胃。

痛在关元：关元，关元穴周围。

肌若鱼鳞：肌，肌肤；若，犹如；鱼鳞，引申为皮肤粗糙。

时着男子：时，有时；着，侵袭，侵扰。

非止女身：非，不也；止，局限；身，胞宫。

在下未多：下，下焦月经病；未多，月经量比较少。

经候不匀：经候，月经周期；不匀，月经周期无规律。

令阴掣痛：令，引起；阴，前阴；掣，牵拉样。

少腹恶寒：少腹，包括小腹；恶寒，怕冷。

或引腰脊：引，牵引；腰脊，胸椎腰椎。

下根气街：下，月经病；根，连及；气街，气街穴周围。

气冲急痛：气冲，气冲穴周围；急，拘急。

膝胫疼烦：膝胫，下肢，并非局限于膝胫；疼烦，疼痛剧烈且烦扰不宁。

奄忽眩冒：奄忽，突然；眩冒，头昏目眩。

状如厥癫：状，症状；如，犹如；厥，手足厥冷，或神志昏厥；癫，精神抑郁，情绪低落。

或有忧惨：似忧伤，凄惨。

悲伤多嗔：悲伤，心情悲伤；嗔，怒也。

此皆带下：皆，多数；带下，带脉以下的病证。

非有鬼神：非有，并不是；鬼神，妖魔鬼怪。

久则羸瘦：羸瘦，消瘦虚弱。

脉虚多寒：多寒，病变证机在多数情况下属于虚寒。

三十六病：女子病，有在气在血，在气者，有五劳、六极、七伤；在血者，有五劳、六极、七伤，合而言之，有三十六种病。临证并不能局限于三十六种病，还应参合其他相关妊娠、产后、妇人杂病等内容。

千变万端：千变万化，变化多端。

审脉阴阳：审脉，诊脉；阴阳，阴脉阳脉，阴证阳证。

虚实紧弦：指脉虚，脉实，脉紧，脉弦。

行其针药：行，用也；针，针灸；药，方药。

治危得安：危，危重病；得，转变；安，康复。

其虽同病：同病，病证表现相同，病变证机不尽相同。

脉各异源：异，不同；源，致病原因。

子当辨记：子，医生；当，应当；辨，辨证；记，牢记。

勿谓不然：勿，不能；谓，认为；不然，这些辨证知识不重要。

【原文】 问曰：妇人年五十所，病下利数十日不止，暮即发热，少腹里急，腹满，手掌烦热，唇口干燥，何也？

师曰：此病属带下，何以故？曾经半产，瘀血在少腹不去，

何以知之？其证唇口干燥，故知之，当以温经汤主之。（第二十二9）

【语译】 学生问：女子五十岁左右，患下利十余日而不愈，傍晚有发热，少腹拘急，腹满，手心烦热，唇口干燥，这是为什么呢？老师说：这属于带脉以下的病证，为何会有这些病证？以往曾经有不完全流产，瘀血在少腹留结不去，又为何知道这些呢？因为病人唇口干燥，所以才知道这些病情，其治可选用温经汤。

【注释】

妇人年五十所：年，年龄；所，左右。

病下利数十日不止：病，患病；下，腹泻；数，多也，余也；不止，没有解除，病证仍在。

暮即发热：暮，傍晚；发热，是症状表现，不是病变证机。

少腹里急：少腹，包括小腹；急，拘急，急迫。

手掌烦热：手掌，手心；烦热，烦者，不安，不宁。

唇口干燥：病变证机是寒凝于下，阳不得入而郁于上。

此病属带下：属，归属；带下，带脉以下的病证。

曾经半产：曾，以往；经，经历；半产，不完全流产。

瘀血在少腹不去：少腹，包括小腹；不去，瘀血留结不除。

【方药】 温经汤

吴茱萸三两（9g）　当归二两（6g）　川芎二两（6g）　芍药二两（6g）　人参二两（6g）　桂枝二两（6g）　阿胶二两（6g）生姜二两（6g）　牡丹皮去心，二两（6g）　甘草二两（6g）　半夏半升（12g）　麦门冬去心，一升（24g）

上十二味，以水一斗，煮取三升，分温三服。亦主妇人少腹寒，久不受胎；兼取崩中去血，或月水来过多，及至期不来。

【药解】　方中吴茱萸、桂枝温达阳气，通行血脉，温经散寒，化瘀行血。寒凝血瘀，以当归、川芎养血活血，以冀养血不留瘀血，活血不伤血。胞宫血虚，以阿胶、芍药养血敛阴。气能生血，气能帅血，以人参益气生血帅血。寒邪内盛，以生姜温里散寒，调理脾胃。浊逆不降，以半夏温阳散寒，降泄浊气。瘀阻阳郁，以牡丹皮活血祛瘀，兼清郁热。麦冬养阴清热。甘草益气帅血。

【药理】　具有促进排卵，调节下丘脑-垂体卵巢轴功能，促进造血功能，对子宫内膜双向调节，抑制子宫内膜异位发生，对腺体双向调节，增加血流量，保护心脑血管，抑制血小板聚集，抑制血栓形成，促进骨质代谢，降血压，降血脂，改善微循环，增强机体免疫功能，抗纤维化，抗肿瘤，抗心脑缺氧，抗心肌缺血，镇痛，镇静，抗惊厥，消炎，抗病毒等作用。

【原文】　带下，经水不利，少腹满痛，经一月再见者，

土瓜根散主之。（第二十二10）

【语译】 带脉以下的病证，有月经不畅，少腹满痛，月经一个月又有两次者，其治可选用土瓜根散。

【注释】

带下：带脉以下的瘀血病证，包括月经病证、带下病证。

经水不利：经水，月经；不利，不畅。

少腹满痛：少腹，包括小腹；满痛，胀满疼痛。

经一月再见：经，月经；一月，一个月；再，又；见，出现，即经间期出血。

【方药】 土瓜根散

土瓜根　芍药　桂枝　䗪虫各三两（9g）

上四味，杵为散，酒服方寸匕，日三服。

【药解】 方中土瓜根化瘀通阳，破积结，消症瘕。桂枝通达阳气，温达经气，化瘀利血。芍药养血入络泻瘀。䗪虫破血祛瘀，通畅经气。

【药理】 具有降血压，降血脂，降血糖，改善微循环，保护心血管，抑制血小板聚集，抑制血栓形成，抗纤维化，抗硬化，抗肿瘤，抗突变，抗心脑缺氧，抗心肌缺血，改善心、肝、脾、肾功能，增强机体免疫功能，消炎，抗过敏等作用。

【原文】 寸口脉弦而大，弦则为减，大则为芤，减则为

寒，芤则为虚，寒虚相搏，此名曰革，妇人则半产漏下，旋覆花汤主之。（第二十二11）

【语译】 脉弦而大，弦为精血亏虚，大为脉形中空，精血亏虚多主寒，脉形中空多主虚，精血亏虚与阴寒相互搏结，这样的脉形叫作革脉；女子可能有半产漏下，其治可选用旋覆花汤。

【注释】

脉弦而大：脉轻按则弦大，重按则中空无力。

弦则为减：弦，弦脉；减，少也，精血亏虚。

大则为芤：大，大脉；芤，脉形外硬且中空虚。

减则为寒：精血亏虚而生寒。

芤则为虚：芤脉多主虚弱病变证机。

寒虚相搏：寒，阴寒内生；虚，正气不足，精气亏虚。

此名曰革：脉浮取则硬，重按中空无力，叫作革脉。

妇人则半产漏下：半产，流产；漏下，月经经久不止。

【原文】 妇人陷经，漏下黑不解，胶姜汤主之。（第二十二12）

【语译】 女子月经愆期或漏下，漏下物色黑且不能解除，其治可选用胶姜汤。

【注释】

妇人陷经：陷，坠入，沉入，引申为有来无回；经，月经；陷经，月经来潮不止。

漏下黑不解：漏下，月经漏下，即月经淋漓不断；黑，月经色泽较暗；不解，月经持续不断。

【方药】 胶姜汤

阿胶三两（9g）　干姜三两（9g）（方药及剂量引自《经方辨治疑难杂病技巧》）

上二味，以水四升，煮干姜减一升，去滓，内胶烊化，微沸。温服一升，日三服。（用法引自《经方辨治疑难杂病技巧》）

【药解】 方中阿胶补血滋阴，润燥止血，善疗血虚出血。干姜温达阳气，使阳气能固摄脉络以止血。

【药理】 具有促进血小板聚集，改善微循环，增强机体免疫功能，抗氧化，改善心肝肺肾功能，调节周围神经，调节内分泌，调节代谢，抗疲劳，抗过敏等作用。

【原文】 妇人少腹满如敦状，小便微难而不渴，生后者，此为水与血俱结在血室也，大黄甘遂汤主之。（第二十二13）

【语译】 女子产后少腹胀满如木墩状，小便略有不畅，口不渴，病发于产后，这是水与血相结在女子胞宫，其治可选用大黄甘遂汤。

【注释】

妇人少腹满如敦状：少腹，包括小腹；敦状，如木敦状，或如石敦状，即腹部胀大较明显。

小便微难而不渴：微，轻微，略微；难，小便困难；渴，水血胶结而壅滞气化功能。

生后者：产后。

此为水与血俱结在血室也：水与血俱结，水气与血相结而为水血搏结；血室，女子胞宫。

【方药】 大黄甘遂汤

大黄四两（12g） 甘遂二两（6g） 阿胶二两（6g）

上三味，以水三升，煮取一升，顿服之。其血当下。

【药解】 方中大黄荡涤胞中瘀血。甘遂逐瘀泻水，洁净胞宫。阿胶补血，并能制约大黄、甘遂攻逐而不太过。

【药理】 具有抗早孕反应，中止妊娠，对子宫所处功能状态双向调节，抑制子宫内膜异位发生，对腺体双向调节，增加血流量，抑制血小板聚集，抑制血栓形成，降血压，降血脂，改善微循环，增强机体免疫功能，抗纤维化，抗肿瘤，镇痛，镇静，消炎，抗病毒等作用。

【原文】 妇人经水不利下，抵当汤主之；亦治男子、膀胱满急有瘀血者。（第二十二14）

【语译】 女子月经不调，甚则闭经，其治可选用抵当汤；其亦能辨治男科以及膀胱胀满拘急有瘀血者。

【注释】

妇人经水不利下：经水，月经；不利下，闭经，或经血量少夹血块。

亦治男子：运用抵当汤不仅可辨治妇科病证，更可辨治男科病证，但病变证机是瘀热内结。

膀胱满急有瘀血者：膀胱，部位概念，包括下焦诸多脏腑；满，胀满；急，拘急，急结，疼痛。

【原文】 妇人经水闭不利，脏坚癖不止，中有干血，下白物，矾石丸主之。（第二十二15）

【语译】 女子经水闭塞不行，胞宫瘀血凝闭潜匿留结，病变证机是瘀血阻结，带下色白，其治可选用矾石丸。

【注释】

妇人经水闭不利：经水，月经；闭不利，即闭经。

脏坚癖不止：脏，胞宫；坚，瘀血凝闭；癖，日久潜匿；不止，留结不去。

中有干血：中，子宫；干血，瘀血。

下白物：下，排出；白物，白带。

【方药】 矾石丸

矾石烧，三分（9g）　　杏仁一分（3g）

上二味，末之，炼蜜和丸枣核大，内脏中，剧者再内之。

【药解】 方中矾石燥湿解毒，降泄瘀血。杏仁疏利开通，破滞泄瘀，宣降气机。

【药理】 具有收敛，止血，抗阴道滴虫，防腐，改善子宫内膜，改善微循环，增强机体免疫功能，消炎，抗病毒等作用。

【原文】 妇人六十二种风，及腹中血气刺痛，红蓝花酒主之。（第二十二16）

【语译】 女子有六十二种疾病夹有风邪，其病变证机是气血郁瘀，病证表现是腹中刺痛，其治可选用红蓝花酒。

【注释】

妇人六十二种风：六十二种，约略之辞，辨女子病有月经病、带下病、妊娠病、产后病、女子杂病等，并不局限于六十二种；风，风邪，亦即辨治妇科病证，应重视病因辨证与病证辨证相结合。

及腹中血气刺痛：血气，血瘀气郁；刺痛，针刺样疼痛。

【方药】 红蓝花酒

红蓝花一两（3g）

上一味，以酒一大碗，煎减半。顿服一半，未止再服。

【药解】 红蓝花活血通经，化瘀行血，调和气血，止痛。酒既能行气血，又能助红蓝花活血化瘀，通行气血。

【药理】 具有对心脏功能所处状态双向调节，增加血流量，保护心血管，抑制血小板聚集，抑制血栓形成，降血压，抗心律失常，改善微循环，抗纤维化，抗肝硬化，抗肿瘤，抗突变，抗心脑缺氧，抗心肌缺血等作用。

【原文】 妇人腹中诸疾痛，当归芍药散主之。（第二十二17）

【语译】 女子腹中诸多疾病及疼痛，病变证机属于气血虚弱，其治可选用当归芍药散。

【注释】

妇人腹中诸疾痛：诸，多也，女子疾病有妊娠病如妊娠腹痛、妊娠胎动不安等，以及非妊娠病如慢性盆腔炎、慢性附件炎和子宫内膜炎等；疾，疾病；痛，以疼痛为主。

当归芍药散：当归芍药散是辨治气血虚弱证的重要方。

【原文】 妇人腹中痛，小建中汤主之。（第二十二18）

【语译】 女子腹中疼痛，病变证机属于气血虚夹寒者，其治可选用小建中汤。

【注释】

妇人腹中痛：腹中痛，亦即妇科病引起腹中痛，如盆腔炎、附件炎、子宫内膜炎等；或非妇科病引起腹中痛，如慢性胃炎、慢性肠炎、慢性胰腺炎等。病变证机是气血虚弱，寒邪凝滞。

小建中汤：既可辨治妇科病证，又可辨治心脾病证，但病变证机是气血虚夹寒者。

【原文】 问曰：妇人病，饮食如故，烦热，不得卧，而反倚息者，何也？师曰：此名转胞，不得溺也，以胞系了戾，故致此病，但利小便则愈，宜肾气丸主之。（第二十二19）

【语译】 学生问：妇人病的表现，饮食尚未发生明显异常变化，心胸烦热，不能躺卧，更有异于正常而倚物呼吸，这是什么病？老师说：这病叫作转胞，不能小便，这是因为肾膀胱被邪气肆虐所引起的小腹急痛，故有此病，其治使用利小便方法，病可向愈，可选用肾气丸。

【注释】

妇人病：月经病，或带下病，或妊娠病，或产后病，或妇人杂病。

饮食如故：如故，未发生明显变化。

烦热：心胸烦热。

不得卧：不能躺卧。

而反倚息：而，更有；反，异于正常；倚，倚物；息，呼吸。亦即胸中烦热满闷，倚物呼吸，则胸中舒服。

此名转胞：转，转移，妇科病转移以肾膀胱为主。

不得溺也：溺，小便。

以胞系了戾：胞，肾膀胱；系，肆虐；了，严重；戾，疼痛剧烈。

肾气丸：既可辨治妇科病证，又可辨治男科病证，更可辨治内科杂病，但其病变证机务必是阴阳俱虚。

【原文】　蛇床子散方：温阴中坐药。（第二十二20）

【语译】　根据蛇床子散方药功用，运用时可将温热药物纳入女子阴中。

【注释】

温阴中坐药：温，温热药；阴中，阴道；坐，不动，纳入，存放。

【方药】　蛇床子散

蛇床子仁

上一味，末之，以白粉少许，和令相得，如枣大，绵裹内之，自然温。

【药解】　方中蛇床子温肾壮阳，散寒燥湿，杀虫止痒；主妇人阴中瘙痒，男子阴囊潮湿，疗皮肤恶疮及湿癣。白粉甘平，补中益气，扶正祛邪。

【药理】　具有抗滴虫，抗菌，调节心律，抗过敏，抗突变，调节中枢神经，调节支气管腺体分泌，解除支气管平滑肌痉挛，调节性激素，增强机体免疫功能等作用。

【原文】 少阴脉滑而数者，阴中即生疮，阴中蚀疮烂者，狼牙汤洗之。（第二十二21）

【语译】 少阴脉滑而数，前阴中生疮，并有阴中蚀疮溃烂，其治可选用狼牙汤。

【注释】

少阴脉滑而数者：少阴脉，寸口尺部脉，或少阴太溪脉。病变证机是湿热蕴结，肆虐于内，充斥于脉。

阴中即生疮：阴中，阴道；疮，疮疡。

阴中蚀疮烂者：蚀，腐蚀溃烂。病变证机是湿热浸淫，灼腐脉络，经脉溃烂，病以带下色黄为主。

【方药】 狼牙汤

狼牙三两（9g）

上一味，以水四升，煮取半升，以绵缠箸如茧，浸汤沥阴中，日四遍。

【药解】 方中狼牙清热涤浊，驱杀诸虫，敛疮生肌，善疗妇人阴中湿热疮毒诸证。

【药理】 具有抗寄生虫特别是疟原虫，抗病毒，抗肿瘤，消炎，降血糖，调整心律，促进血小板聚集等作用。

【原文】 胃气下泄，阴吹而正喧，此谷气之实也，猪膏

发煎导之。（第二十二22）

【语译】 女子肠胃中浊气下行，从前阴排气且声音响亮，这是肠胃燥热糟粕之实邪引起的，其治可选用猪膏发煎。

【注释】

胃气下泄：胃，肠胃；气，浊气；下泄，下行。

阴吹而正喧：阴，前阴；吹，排气；正，正当，引申为响亮；喧，声音。

此谷气之实也：谷气，饮食水谷之气，引申为肠胃燥热糟粕；实，实邪。

【方药】 小儿疳虫蚀齿方（第二十二23）

雄黄　葶苈

上二味，末之，取腊日猪脂熔，以槐枝绵裹头四五枚，点药烙之。

【药解】 方中雄黄杀虫，解毒。葶苈子解毒，散结，洁齿。猪脂凉血润燥，行水散血，解毒杀虫。槐枝凉血散邪，通达经气，通经散郁生肌。

【药理】 具有消炎，抗病毒，抗过敏，抗氧化等作用。

附1 方剂索引

附2 原文索引